視力を失わない生き方

日本の眼科医療は間違いだらけ

深作秀春

光文社新書

はじめに

日本の眼科医のレベルを知っていますか

日本人は、日本の医療は先進国でもトップレベルだと信じているかもしれません。

しかし、こと眼科手術医療に関して言えば、世界トップレベルからみると圧倒的に遅れており、むしろ低レベルと言ってよいと思います。

日本には優秀な「眼科外科医」が極端に少なく、手術技術が高い、できる眼科外科医は、私の見るところ10人程度しかいません。

アメリカでは、眼科外科というと、医師の中でも人気で大変なエリートで、競争も激しくステイタスも高く、医学部のトップクラスの成績でないとまずはなれません。それだけ、

「良い眼で生きる」ことの大切さや手術の腕の価値が評価され、高いレベルの治療がおこなわれているということでしょう。

ところが日本では、眼科医は「目医者」と呼ばれることもあるように、軽く見られる風潮があります。楽だからとか、血を見るのが嫌いだからとか、家事の片手間にできるから、といった安易な理由で、眼科を選ぶ医師さえあります。アメリカには２種類の眼科専門家（オフサルモロジスト＝医学部出身の眼科外科中心の医師ドクターと、オプトメトリスト＝専門学校出身のメガネやコンタクトレンズの処方や診察治療が中心の眼鏡士ドクター）がいますが、日本の眼科医の感覚は、オフサルモロジストの意識の高さがなく、オプトメトリストのレベルや意識の人が多いものです。

しかし、考えてみてください。もう実感されている方も多いかもしれませんが、人は生きていれば、歳を重ねるにつれ、必ず眼の疾患にかかります。

まず、白内障。白内障は、年齢に％をつけた発生率で、ほとんどの高齢者がかかります。60代で60％、70代で70％、80代では80％の人がかかるという具合です。

緑内障も、40代あたりから発症しはじめ、70歳以上では20％、80歳以上ではなんと90％がかかる、失明の原因となる疾患です。

また、網膜剥離《もうまくはくり》は、激しい運動をするようになる10歳頃より増加しはじめ、老化現象で50歳以降にも増加し、失明につながっています。

さらに、最近よく話題にされているのは、加齢黄斑変性《かれいおうはんへんせい》です。これは先進国での失明の原因の第1位です。

ほかにも、加齢や環境が原因となる眼の病気はいくつもあります。また、眼の病気は全身の疾患の表れでもあり、糖尿病や高血圧、膠原病《こうげんびょう》、アトピー性皮膚炎や、日常生活の中でおこる眼外傷《がんがいしょう》などと関連してよく起こるものです。

これらの眼の疾患は、それそのものが直接命の危険につながることはありませんから、重大な疾患として捉《とら》えられることが少ないのですが、実際にかかると、生活の質が大幅に低下します。せっかく人生90年の、長生きのできる時代になっても、眼がよく見えないことで、苦労と失望とを味わっている方がどれだけ多いことでしょう。

軽視される「手術の腕」

ところが、白内障をはじめ、網膜剥離、また日本では治療ができないと信じられている緑内障も加齢黄斑変性も、早期であれば手術で治せることがまったく知られていません。私の病院であれば、世界レベルの眼科手術を施行することで、ほとんどの眼の病気を治すことができます。それが先進世界では普通のことですが、日本にいると奇跡の方法にさえ見えるようです。

患者さんは情報を持たないために、治せる眼科疾患でも、あきらめたり、手遅れになったり、間違った治療を受けることで、視力を失っているのです。世界トップレベルでの眼科手術治療であれば、多くの患者さんの眼は救われるはずなのにです。

しかし、日本の、とくに大学病院や総合病院の眼科のような研修病院を中心とするほとんどの眼科では、手術方法、病気の分類、手術機器や材料、薬、そして医師の腕……のどれをとってみても、時代遅れか勘違いしている不十分なレベルが多いのです。患者の眼を救うどころか、視力をさらに低下させたり、あるいはかえって失明にいたらせる治療さえおこなわれています。何もせずにただ時間を引き延ばすか、放置しているにすぎないような治療も漫然とおこなわれており、なくなりません。

世界の大学病院では、臨床医が最も尊重されます。簡潔に言えば「手術の腕」が最も重要です。もちろん、基礎医学も重要ですが、そちらはいくらか低く見られています。

一方で、日本の大学病院の眼科では、基礎医学研究に重点が置かれる傾向があります。これが問題です。逆の言い方をすれば、臨床医の手術の腕がいかに重要かの視点が欠けています。この「手術の腕」とは、世界の眼科病院や学会で指導できるような「上級者の腕」という意味です。

本文で述べますが、日本の医師は、英語力不足の問題もあり、世界の学会で「手術の腕」の勝負はしてこなかったのです。ですから、翻訳本で読んだ方法を、患者さんを使って練習する、といった研修病院の実態ができてしまいました。英語の本の情報でも、出版時では、世界最先端より10年は遅れています。日本語に翻訳出版すると、さらに10年以上遅れますので、日本での眼科手術の状況は、20年遅れの情報にもとづいていても不思議ではないのです。でも、困るのは患者さんです。眼科手術は、1年前の方法が古くなることがあるくらい進歩の速い分野です。古く、かつ洗練されていない方法では、治せる病気も治せません。

日本の学会の大問題

学会の問題もあります。アメリカの眼科学会は、国の管轄する団体の監督を受けた、厳密かつ中立な団体です。ですから医師も実力主義の世界となりますので、私のような外国人でも、アメリカ眼科学会で理事や学術審査員や眼科殿堂審査員などの重要な幹部職に任命されます。

私は今までに、アメリカ眼科学会のコンテストで最高賞を20回受賞しました。世界最多ですが、実力で決まるのがアメリカの活力の源《みなもと》であり、そのフェアな仕組みが、医学においての真実を追求する後《うし》ろ盾《だて》になっています。しかも、製薬メーカーなどの影響力を排除し、学問の目的は真実を追求することといった、普遍的な仕組みがしっかりしています。

一方で、日本の学会は、大学が持ち回りで開催しています。いわば私的な会を公的と称しているようなものです。これは以前はアメリカでもあった問題ですが、現在では大学の関与を排除して、政府が中立的に関与しています。しかし日本ではいまだに、大学の意向が学会そのものであり、このことに大きな問題があります。しかも、製薬会社や医療機器メーカーが、大学を通した学会のお墨付きを得ようとするため、不透明なお金の流れがつねにあります。

たとえば、薬のメーカーが新薬を使いたい時は、データをとる「治験《ちけん》」が必要です。この治験を依頼されるのが大学病院眼科ですが、この薬の効果判定をするのも同じ大学病院であり、かつ報告書を書くのも同じ大学病院です。治験にはお金が動きます。お金をもらった者がデータを取って報告するなんて、世界では考えられません。治験をおこなう施設、その結果を判定する施設、データを評価報告する施設は全て別にして、互いに利益関係がない、全く関係ない医師がおこなうのが世界では常識です。

もし日本のように、「同じ医師」が、「薬や機器の使用」と「データ検査判定」と「評価報告」をすれば、お金をもらっているので、メーカーに都合の良い論文ができあがります。そして、それを基に、メーカーに都合の良いように、学会でガイドラインが作られます。

この実際の弊害例としては、加齢黄斑変性での治療法（ＰＤＴ）があります（第２部で詳述します）。光線力学療法（ＰＤＴ）という治療は、なんと世界では否定された後に、日本に入ってきたのです。メーカーに都合のよい、誤った治療法を、日本の大学が主導して日本に導入しました。このＰＤＴ法によって、いったい何万人の視力が失われたのでしょうか。

研修病院の実態

さらに、必要悪（練習は必要だが、できたら人間で練習しない方がよい）ともいえる「研修病院」においては、患者を材料にして練習させている実態を、患者に説明することなく、情報を十分に与えずに間違った治療が多くおこなわれているのも、困ったことです。

たとえば、網膜剝離は完全に治せるのが世界では常識ですが、日本では多くが失敗しています。その理由の一つは、眼科手術教育が間違っていることがあります。

世界ではもはやほとんど使わないバックリング手術（プロローグなどで詳述します）をおこなうことで、視力を落としたり、失敗して失明したりします。近代的な硝子体《しようしたい》手術の技術を身に付けるシステムが、教育者も含めて欠けていますし、眼科は外科医だという思いで必死で勉強する意識も欠けています。

「完璧な近代的硝子体手術をおこなうだけのレベルにないから、やむを得ずに、技術的に易《やさ》しいバックリング手術をした」ときちんと患者に伝えられるならば、理解も可能ですが、しかし、そのような低いレベルの術者は、網膜剥離に手を付けないでいただきたいものです。

とくに、子どもの網膜剥離で、研修病院でのバックリング手術と冷凍凝固を最初に受けて治らず、さらに旧式の硝子体手術を追加して治らず、眼がボロボロになってから、当院に助けを求めて来る患者が、日本中から多く来ます。小さい子どもが苦しんでいるのを見て、自分の子どもならと思うと、泣けてくるほど可哀そうになります。

研修病院の問題は、患者を練習台にするということをあらかじめ患者に伝えないだけでなく、手術後に悪い結果が出ても、正しい情報を伝えないで、ごまかす傾向があることです。我々の施設には、日本全国から網膜剥離などの手術を失敗した患者が殺到しています。網膜が平べったくフラットに剥《は》がれている状態を、「具合が良い、そのうち良くなる」などとごまかされて、失明する例が後を絶ちません。

さらに、バックリング手術では、結膜を大きく切るので、後で緑内障濾過《ろか》手術をしたくても、結膜の障害が強いために、緑内障手術施行が非常に困難になるのです。せめて、網膜剝離は研修病院では手を出さないでいただきたい。硝子体手術の超上級者が手術すれば、30分程で網膜剝離を治し、短期間で社会復帰することは十分可能ですし、手術後の視力が圧倒的に良いのです（これらも本文で詳述します）。

患者の認識も変えるべき

患者の側も、大学病院や総合病院という「研修病院（練習病院）」で治療を受けることが最高の治療だと勘違いしているため、診療のための長い待ち時間に耐えさせられたあげく、古い方法の手術や、時間稼ぎの治療に従っています。患者の情報不足だけでなく、認識不足も問題なのです。

手術を受けるなら、できるだけ多くの情報を至急得るべきです。インターネットや口コミなどを総動員して調べなくてはなりません。「お任せします」だけでは駄目なのです。

時代遅れ、かつ未熟な手術で視力がさらに落ちたり、失明することになっても、命に関わることにはなりませんから、患者は泣き寝入りです。また、あらかじめ「手術をしても治らないかもしれない」と言われていますから、手術後に前より悪くなってしまっても、仕方なかったと諦《あきら》めてしまう方がどんなに多いことか。心当たりのある方はたくさんいるはずです。

当院に新患外来患者として来院される方の中に、そうした「失敗した治療」を受けてしまって、うなだれながらも、それでも何とかよい治療はないか、少しでも視力が回復できないか、とすがるようにやってくる患者さんが後を絶ちません。「最初からここに来ればよかった」と泣きそうな顔になる方が毎日のようにやってくるのです。

「ではどうして、眼科の世界を変えられないのですか」と言われますが、仕方ありません。日本は正義の国ではなく、仮に時代遅れで間違っていても、多数であるほうが通ってしまうからです。救われないのは患者です。

欧米の眼科学問の世界では、最先端の話題はつねに少数派であることは常識ですから、少数派こそが尊重されます。むしろ新しく独自の治療法を世界に出さないと誰も相手にしません。

でも日本では、古い権威や、(間違っていても)多数の意向に従うことを強《し》いられます。日本の眼科の状況は、世界的感覚では、とてもおかしな状況なのです。私自身、単身でアメリカやヨーロッパで修業を積んで、いくつもの治療法を開発し、日本ではなく海外の学会で数々の賞を受賞して認められ、現在に至っている身なので、よく分かるのです。

生涯、視力を保つために、知っていただきたいこと

そんな私が今回、こうして筆をとったのは、「現代ではほとんどの眼の病気は治せるのだ」ということを、一人でも多くの日本のみなさんに何としてでも伝えるべきだ、と思ったからです。私は、患者さんを自らの家族であると思って普段診《み》ています。だからこそ、ひどい治療を受けた方に出会うと、私自身も辛《つら》くなります。

もちろん、誰でも平和に過ごしたいもので、それは私も同じです。いくら日本の眼科レベルが低くても、自分には関係ないと、目をつぶることができれば良いのですが。しかし、できるだけ多くの日本人の患者を救おうと決心した今は、たとえどんな苦難であっても、日本の遅れた眼科状況を改善するための苦言を呈そうと決めたのです。そして、こんな言わずもがなのような言葉を並べているのです。

みなさんに知って欲しい。これは世界共通の常識ですが、「救いは研修病院ではなく、本物の眼科外科医のいる眼科手術専門病院」にあります。

もう一つ、大切なことがあります。これも本文で述べますが、眼科の手術というのはとても細かい手技が必要ですから、ハードな勉強や訓練に加え、手先が器用であるという資質が必要です。欧米では眼科は「外科のクイーン」と呼ばれます。世界の眼科外科医は、高いプライドと強い使命感とともに、絶対的に良い手術の腕を持っていますし、またそれを持つ義務があります。手術の腕がなければ、眼科外科医ではないのです。世界では、それが普通です。

眼科にかかったときに、「早く手術をしなければ」と言われるかもしれませんが、最高の腕の眼科外科医を見つけることのほうがもっと重要です。間違っても、研修医がおこなう研修病院や救急病院での手術に、大事な眼を任せてはいけません。それをぜひ、知っておいてほしいと思います。

また、眼科では「救急」はありません。網膜剝離でも、数日置いておいても大勢《たいせい》に影響はありません。早いに越したことはありませんが、下手《へた》に手を付けないことのほうがはるかに大切です。我々のような、世界最先端の眼科手術を提供することを使命とする施設で、数万例以上の経験と、ほとんどの症例で成功している手術成績を持つ眼科外科医に、手術を依頼することが、すべてに優先します。焦《あせ》ってはいけません。

あなたの視力を守る唯一の道は、正しい知識を持ち、必要に応じて、眼科外科医の上級者から最先端の治療を受けることなのです。眼科外科は腕が全てに優先しますし、腕のある眼科外科医は極端に少ないのです。

本当の眼科治療とはどんなものなのかを知りたいと思っている方に、ぜひこの本を読んでいただきたいと思います。今回、私が一般向けの本を書くことを決意したのは、眼科外科医として世界最先端を歩む者の書いた眼科の一般向けの本が、日本では皆無であることを知ったためです。

この本ではみなさんに、世界最先端レベルでの眼科治療を説明します。できるだけかみ砕《くだ》いて述べようと思っています。一人でも多くの方が、最良の眼科治療を受けて、生涯、最高の視力を保っていただく一助になれば、これに勝る喜びはありません。

視力を失わない生き方　目次

（6）網膜剝離をめぐる大間違い

(9) 生活習慣に関する大間違い——262

勝手に出され、圧力で突然消された当院の実績／手術件数といっても内実はさまざま／きちんと眼科を選べば、日本は安い費用で最高の手術を受けられる

プロローグ　当院に駆け込んできた、いくつかのケースから

エピソード1　子どもの例

母親からの手紙——大学病院でのひどい手術

5歳の子どもが網膜剝離になった。大学病院で、すぐに手術をしないと駄目だと言われた。硝子体手術は水晶体を取らないと駄目だからおすすめしない、バックリング手術（P49参照）なら白内障にもならないから、バックリング手術をしなさいと言われた。それでバックリング手術をしたが、治らなかった。白内障も起こしたらしい。すると、すぐに硝子体手術をしろと言われた。頭がパニックになった。子どもが泣くと、大学病院の偉い教授先生は、「うるさい黙れ！」と怒鳴《どな》る。そして硝子体手術をした。でもまったく見えないらしい。子どもの眼の中には、もう水晶体も人工レンズもないらしい。助けてほしい……。

当院にある日、こんな手紙が届きました。5歳の男の子がはさみで工作をしていて、段ボールの紙を切ろうとしたところ、勢いあまって眼にハサミを刺してしまったというのです。奄美大島の子どもで、地元の県立病院に行きましたが、応急処置の縫合だけして、近くの大学病院に紹介されました。

5歳の子どもですから、怖いし痛いしで、泣きました。子どもは泣くのがあたりまえです。ところが、大学病院の教授先生は幼児に対して、「うるさい！」と怒鳴りつけたそうです。そして、入院して、また縫ったそうです。

両親は、あまりに子どもがおびえるし、東京なら何とかなるだろうとの思いで、ほかの病院に行こうと、K大学病院に行きました。しかし、そこでは眼球を摘出しようと言われ、また困り果ててしまったのです。

そしてようやく当院を知り来院しました。その子は初めは怖がって、眼も見せてくれません。今までの大学病院で怖い思いをしているから、あたりまえです。

私は患者に対するときには、自分の家族だと思うようにしています。自分の親なら、自分の兄弟なら、自分の子どもなら、どうするかです。この5歳の小さな患者を、自分の子どもならどんなふうにしたいかと思いながら接しました。子どもの方でも、本当に自分を心配して愛情深く接してくれる人には、心を開くものです。じっくりと対応すると、その男の子も心を開いて、診察させてくれました。

ハサミの切開層は広く深くあり、膿《うみ》も出てきていました。初期治療がまったく駄目で、しっかりと縫ってもいません。アメリカのアイバンクのスタッフとは幾度も会っていて懇意《こんい》になっていますので、私の患者となれば、彼らにとっての最大級の力で協力してくれるのです。

そして、その日に交通事故で亡くなった若い患者の角膜を、すぐに送ってくれました。

手術前に私は、その子どもが先に治療を受けていた大学病院に、これまでの治療について問い合わせましたが、「何もしていない」との回答でした。治療したことさえ隠しているのです。患者のために問い合わせをしているのに、それに対して情報を隠す体質は、研修病院ではよくあることです。でも、「臭《くさ》いものには蓋《ふた》」では困るのです。

さて、実際に手術をしてみると、眼球の強膜が縫われておらず、不潔なままでおいていたのでやはり膿が出ていました。角膜も真っ二つでしたので、大きく角膜移植をして、破けた眼球を縫って、さらに硝子体手術を施行し、膿をきれいに除去し、網膜剥離を治し、シリコンオイルで押しました。ハサミで眼を刺してからすでに1か月も経っていたので、手遅れではありますが、できることはすべてしました。

結果は、何とか眼球を保ち、少しだけ見えるようになったにすぎませんでしたが、お母さんはそれまで大学病院でひどい扱いを受けたり、眼を摘出するとさえ言われていたので、それでも充分に喜んでくれました。

子どもの手術は超上級者に依頼すべき

子どもの治療の例では、他にもこんな例があります。

5歳のわが子が、両眼の網膜剝離になった。小児専門病院に行ったところ、両眼のバックリング手術を受けた。眼がまったく動かなくなった。眼も見えないようだ。子どもはただ、毎日泣くだけ。先生はもう相手もしてくれないで逃げました。助けてください。

この例では、問題は、小児の病院で手術までしたことです。小児病院は、子どもの「診察」にはよいでしょうが、「手術」はしてはいけません。本来、子どもの眼の手術件数は少ないものですので、大人の手術を1万件以上おこなった経験のある眼科外科医がおこなうなどの目安が必要です。しかも、これまたバックリングという古い方法で、大きなシリコンプレートが縫われていました。眼も動かず、網膜剝離もまったく治っていませんでした。5歳で失明の人生など、酷な話です。

小切開の硝子体手術であれば、網膜剝離は必ず治せます。もちろん、内科的な病気であれば、小児科に行くのがよいでしょう。でも眼科の手術では、子どもは成人以上に難しいので、大人の手術で1万例以上の手術を経験した上級者に手術を依頼しなくてはなりません。

私も海外で手術を教えていて手術施行を依頼されますが、必ずと言っていいほど子どもの手術も依頼され、参加する医師に見せて教えます。優秀な医師であるほど、子どもの手術が大人より難しいことを知っています。

高校生の網膜剝離を1か月放置の大学病院——それでもヘタな手術よりはマシ

左は、16歳のA大学付属高校の野球部員の眼底写真です。真ん中を見てください。網膜に丸い穴が開いています。この患者は、この写真を撮る約1か月前に、野球の硬球をこの眼に受けました。バッティングマシンを5台も並べて、ボールを出す役をしていたそうです。

隣り合うほかのマシンから出たボールを打った球が、16歳の彼の左眼に当たりました。至近距離からバットで打った硬球を、眼に受けたのです。一瞬で見えなくなりました。網膜の真ん中に大きな穴が開き、網膜剥離となったのでした。

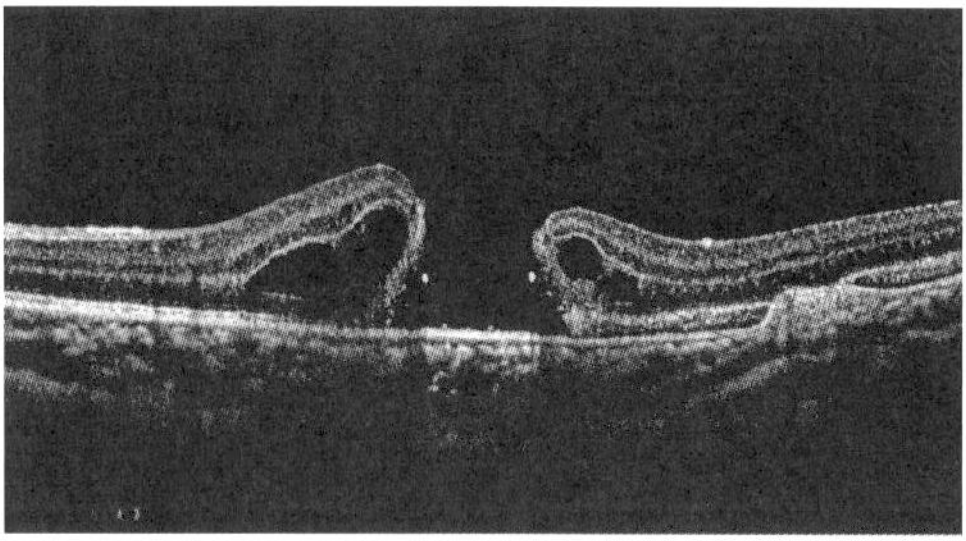

網膜の中央に穴が開き、めくれ上がっている

彼は近くの町の眼科にかかり、B大学病院を紹介されました。その大学では、治療は難しすぎると言われましたが、とりあえず点滴を打ちましょうとそのまま入院となり、そのうち自然に治るかもしれないと言われて、何もできずに1か月間放置されました。

患者と家族は不安になり、住居のある埼玉県と東京の知人に、日本で最も良い手術ができる眼科はどこかと聞きまくり、最終的に最も技術があると結論づけた当院に来院しました。

写真をもう一度見てみましょう。網膜の断層撮影像です。誰が見ても分かりますが、網膜の真ん中に大きな穴が開いていて、網膜はまくれ上がるように網膜剥離を起こしています。視力はまったくなく、光しか感じませんでした。なぜ、点滴

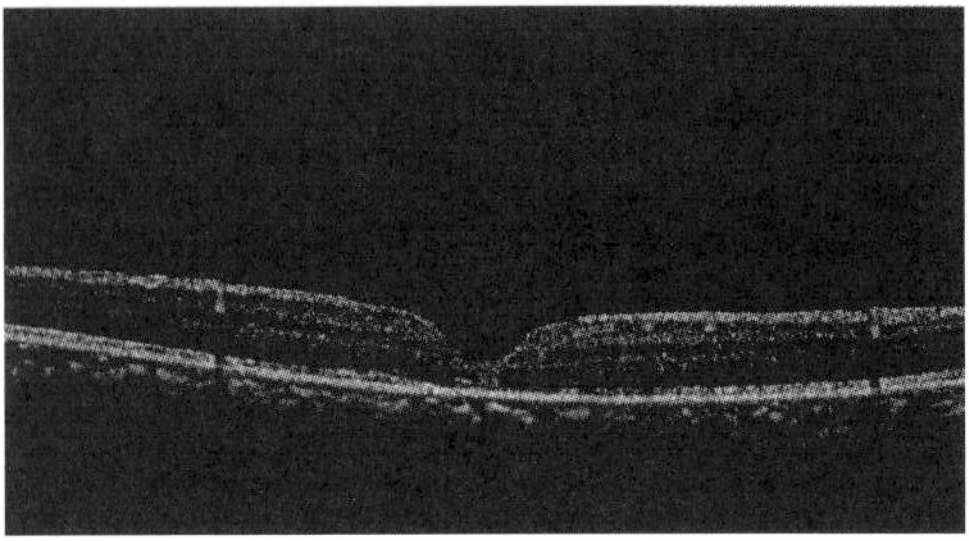

手術後、網膜の穴は完全にふさがっている

などをして放置したのか。

おそらくその大学では、古典的な方法であるバックリング法はおこなっているのでしょう。しかし、網膜の真ん中に大きな穴が開いて、しかも網膜剥離となっている患者は、経験もなく治せなかったのだと思います。

当院での初診時、患者に「時間が経っているのはまずいが、でも運が良かったね」と私は言いました。患者は不思議そうに私を見ましたが、決して皮肉などではありません。他院で、バックリング法や不完全な硝子体手術、水晶体摘出術などの、よくおこなわれる間違った方法で手術を受けなかったことに、正直ほっとしたのでした。

1か月も放置していたために、光しか感じない眼でしたが、その日のうちに緊急の網膜剥離手術を施行しました。23Gの小切開無縫合硝子体手術を施行し、黄斑上膜と内境界膜を短時間できれいに剥離除去し、網膜下液を黄斑円孔から抜き出し、完全に網膜を復位しました。術後は無菌空気でタンポナーデしました。水晶体はもちろん温存しています。

右の写真は、手術後5日目の断層撮影像です。まだ眼内には空気が残っているときです。網膜の穴は完全にふさがっており、網膜剝離も治っています。視力も、術後5日目で、光覚弁（光を感じるだけの状態）から0.8へと劇的に改善しました。

患者に付き添った母親は、涙を流して喜びました。患者自身ももちろん喜んでいます。1か月もすれば、また野球もできるでしょう。

スポーツ選手でさえ、手術で網膜剝離から復帰できる

当院では、子どもだけでなく、あとでも述べますが、多くのスポーツ選手の網膜剝離も治しています。はじめから深作眼科で網膜剝離の手術を施行したスポーツ選手は皆、現役復帰しています。

一方、古典的なバックリング手術では、手術後、もはや激しいスポーツには復帰できません。ボクシング、サッカー、体操、野球、テニス、競泳、飛び込み、柔道、レスリングなどの選手は、復帰後、頭や眼に再び衝撃を受けるでしょう。

当院での手術のように、完全に治す手術法でならよいですが、バックリング法では再剝離する可能性が高く、現役生活は引退となることが多いのです。なぜなら、これは本論でも述べますが、バックリング手術では、網膜剝離の根本原因である眼の中の硝子体線維の牽引《けんいん》が残るからです。また、硝子体の混濁《こんだく》を除くことができず、網膜上に線維化が残り、術後視力も悪いことが多いのです。

それでは、硝子体手術といえばすべて良いのか、というと、これも違います。あくまでも「世界最先端の硝子体手術を施行する設備と技術がある場合にのみ、硝子体手術は優れている」ということが真実です。

じつは、この「硝子体手術で最先端の技術レベルにある」ということが、日本においては最も難しい問題なのです。なぜなら、これははじめにでも述べましたが、日本には本当にすぐれた眼科外科医というのが、数えるほどしかいないからです。そしてみなさんが真っ先に頼りにしたくなる大学病院の眼科というのが、この「手術」という面でみれば、極めて遅れた治療法しかできないからです。

上級の眼科外科医による、素早い手術が眼を救う

これは成人男性の例ですが、趣味のオートバイの整備で、ピンをペンチで抜こうとして滑《すべ》

ってしまい、先のとがったペンチで眼を突いた方がいました。眼に突き刺さり、眼球破裂でした。近くのK大学病院に行き、縫合だけをして、これ以上はできないと言われて当院に来ました。受傷後2週間目でした。

大学病院で抱え込まれなくて良かったです。K大病院では、深作眼科なら治療できるかもしれないと担当医が言ったようです。その勇気に敬意を表します。非公式にせよ、大学病院で他院を紹介するのは、日本では例外的だからです。根拠のないプライドで守られているのです。患者を救うという意味では、プライドは時には困った要素なのです。

すぐに緊急手術をして、破裂した眼球を丁寧に縫い直し、水晶体がなくなっているので眼内レンズを縫合して、さらに網膜剝離を治しました。同時手術ですべてを治したこともあり、結果は0.9まで視力が出ました。

このように外傷後の眼は、角膜移植術や白内障手術と、網膜剝離手術など、いくつかの手術を完璧に、しかも素早くおこなわなければなりません。このような困難な手術ほど、経験豊富でいくつもの症例の手術に通じている医師がいて、世界的にみても最新設備の整った手術センターで手術をしなくてはならないのです。

エピソード2　高齢者が必ずかかる白内障

前よりも見えなくなった白内障

日本〇〇手術学会の会長先生であれば、第一人者だろう。そう思い、その先生に白内障手術を受けたいと希望した。特別に高いが、自費手術代を払って、多焦点眼内レンズ手術を受けた。視力が0.3しか出ない。前よりも悪くなってしまった。困って、調べたり人に聞いたりしたところ、深作眼科というところで手術を受けた人から、白内障手術の成否は、硝子体の濁《にご》りなどが関係すると聞いた。会長先生にそれを聞くと、「硝子体の濁りなど関係ない。視力は出るわけがない。硝子体手術など効果はない」と言われてしまった。もうすでに一度手術をしてしまったが、深作眼科で助けてくれるでしょうか？

もしあなたが、「白内障の手術は誰でも同じ結果を出せる」とか、「日本の大学の教授や日本の学会のボスは手術がうまい」と本当に思っているのなら、あまりに情報不足です。

白内障はすべての眼科手術の基本であり、逆に言えば、腕の差が結果を強く左右します。我々のような超上級者の施設では、多焦点レンズ移植術を年間何千例も施行していますので、最高の結果の1.2以上は出せます。一方で、大学や総合病院の研修施設は、当然「練習台」ですので、0.3ほど出れば上等な部類といわれてしまいます。

じつは、この患者は、私に悪意のある妨害をくり返したことのある医師によって手術をされていたのでした。このため、さすがの私も、はじめは嫌気がさして断りました。なぜ、当方をひどく誹謗中傷《ひぼうちゅうしょう》した医師の失敗手術の面倒をみなければならないのかと、反発する気持ちになってしまったのです。

しかし、患者から何度も懇願され、かつ、網膜硝子体手術を知りもしないのに「硝子体手術など関係ない」とその前医が言ったという話を聞いて、「それなら硝子体手術も使って治してやろうじゃないか」と思い、手術を引き受けました。

レンズのずれを直し、硝子体手術で取り残しの白内障を取り除き、硝子体混濁を除去しました。この結果、裸眼視力が0.3から1.0まで劇的に向上しました。

この患者は、「日本の学会の肩書きがいかに意味がないか」を痛感したようです。そしてまた、白内障手術だけでなく網膜硝子体手術が完璧にできる、超上級者の眼科外科医だけが、多焦点レンズ移植手術で完璧な裸眼視力を出せるのだと実感してくれました。

これと同じような例が、何例も来院しているのが現実です。たとえ同じ「多焦点眼内レンズ」を使っても、手術後の結果は全く異なる場合が多いのです。多焦点レンズではとくに、手術後の視力は眼科外科医の腕に左右されるのです（P169で詳述）。

当院でおこなう手術では、白内障手術の多焦点レンズ移植術の割合が圧倒的に高く、また、ほとんどの患者が、手術後には遠方も近方も裸眼で見えるようになっています。

しかし、大学病院などの他院で多焦点レンズを移植した方で、良い視力が出ない患者が大勢、当院にやってきます。手術後に、近くも遠くも0.2ほどしか見えないのです。当院で手術した多焦点レンズ手術後の患者のほとんどが、遠くも近くも1.0以上見えていることと比べると、雲泥《うんでい》の差です。

他院からやってきた患者は、早く当院を知りたかったと泣きそうな顔になります。ですから私も、このような患者を救ってやりたいと、時間が許す限りテレビに出たり、新聞の報道に協力したりもしてきました。そもそも、同じ多焦点レンズを使用しても、白内障の手術の技術が超上級者の手術でないと、当院の患者のように遠くも近くも1.0以上見えて裸眼で暮らせるようにはならないのです。

当院で手術を受けられた方の一人に、細川護熙《もりひろ》さんがいます。日本の最高のセレブといってもいい方ですが、彼は、手術を受けるにあたり、周りの人間などに実に精密な調査をさせていたのでした。

かつてオリコン社が、患者30万人への直接調査で医療施設を評価した際に、日本で1か所だけ、当院だけが、医療レベルで10点満点中で10点でした。患者は自分のことについては、正確に答えられます。真実の前には、相互利益やコネや裏工作などまったく通じないのです。

正しい選択をした細川護熙さんは、当院で超上級の白内障手術を受け、多焦点レンズを移植して、遠方・近方とも裸眼で良く見え、78歳現在でも裸眼視力が1.5もあるのです。

エピソード3　スポーツ選手（ボクサー）の例

網膜剥離から復活してチャンピオンに

ある晩、テレビをつけると、ボクシングの試合を中継していました。「網膜剥離での失明の危機を克服して試合に臨《のぞ》んだ」との解説が聞こえます。この試合の勝者Nが、じつは私の患者でした。

じつはその数日前にも、網膜剥離による失明の危機から手術によって復活し、世界チャンピオンに返り咲いた、私の患者Yの試合が放送されていました。

以前は、網膜剥離になると引退しなくてはならないという「コミッショナー通達」がありました。Yは、日本チャンピオンをとってから網膜剥離になり、視力も0.1以下に低下。このため、某大学病院の眼科教授による手術を受けたのでした。

しかしその手術はやはり、世界ではすでにおこなわれていないのに、日本ではいまだに標準的な手術法とされている「バックリング法」でおこなわれていました。当然治るわけがありません。バックリング法による手術では、仮に、一見落ち着いたように見えても、ふたたび眼に衝撃が加われば、バックリングがずれてしまいます。そうするとさらに網膜剝離が起こるのです。

彼はこのバックリング法での手術がされていましたが、エクソプラント法（強膜の外側からシリコンで締め付ける方法）でシリコンを巻いていただけなので、除去しやすく、眼球強度も充分あったため、バックリングを除去した後に、最先端の小切開硝子体手術を施行しなおしました。治癒し、視力も回復しました。

その後、彼は復帰し、みごと世界チャンピオンに昇り詰めました。それまで、先に述べた「コミッショナー通達」があったために、Yは網膜剝離で手術をしたことは、内緒にしていたようでした。

復帰後の対戦では、相手は接近戦のブルファイターだったため、眼への衝撃が強かったのですが、当院での手術は完璧なので、眼は耐えました。その後ふたたび王座を失いましたが、クラスを変えての先日の復帰戦で、Yはまた、世界チャンピオンとなったのでした。

この間、私はじつに多くのプロスポーツ選手の網膜剝離の手術をしました。ボクシング界では、深作眼科で手術をした後に世界チャンピオンになった患者が増えたため、なんとコミッショナー通達が変わったのでした。「網膜剥離が完全に治ったボクサーは、試合に復帰できる」というように変更になったのです。

大学病院で手を付けずにさえいれば……

とはいえ、そのコミッショナー通達は、現実には「『深作眼科で完全に網膜剥離を治した患者』は復帰できる」とすべきなのですが、そうはできないでしょうから、一般的表現になりました。しかし、自分で言うのもおこがましいようですが、実際はそうなのです。他院でバックリング手術を受けて、その後一見落ち着いたように見える患者では、必ず再剥離しますので、正確に情報は流すべきではないでしょうか。なぜなら、いまだに多くのボクサーは、日本の大学病院の標準法である「バックリング法」による手術を受けて、失敗した後に当院にやってくるからです。

そんな患者を受け入れるときにはいつも、「はじめから当院に来ていれば、必ずスポーツに復帰できるように治すことができたのに……」と残念に思います。他院ですでに手術していると、いくら手を尽くしても、選手として復帰が可能なレベルまで治すのが難しいことも

網膜剥離とバックリング法

《網膜剥離をおこした眼》

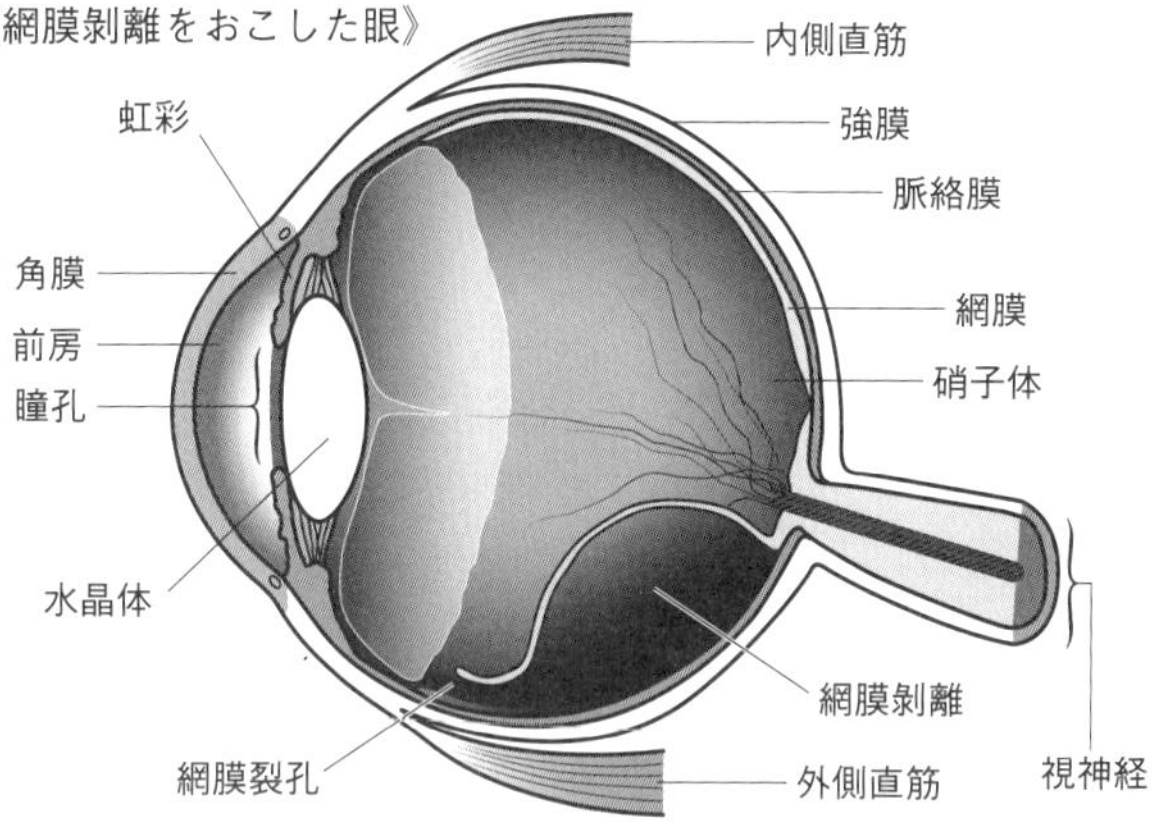

《バックリング法（エクソプラント法）》

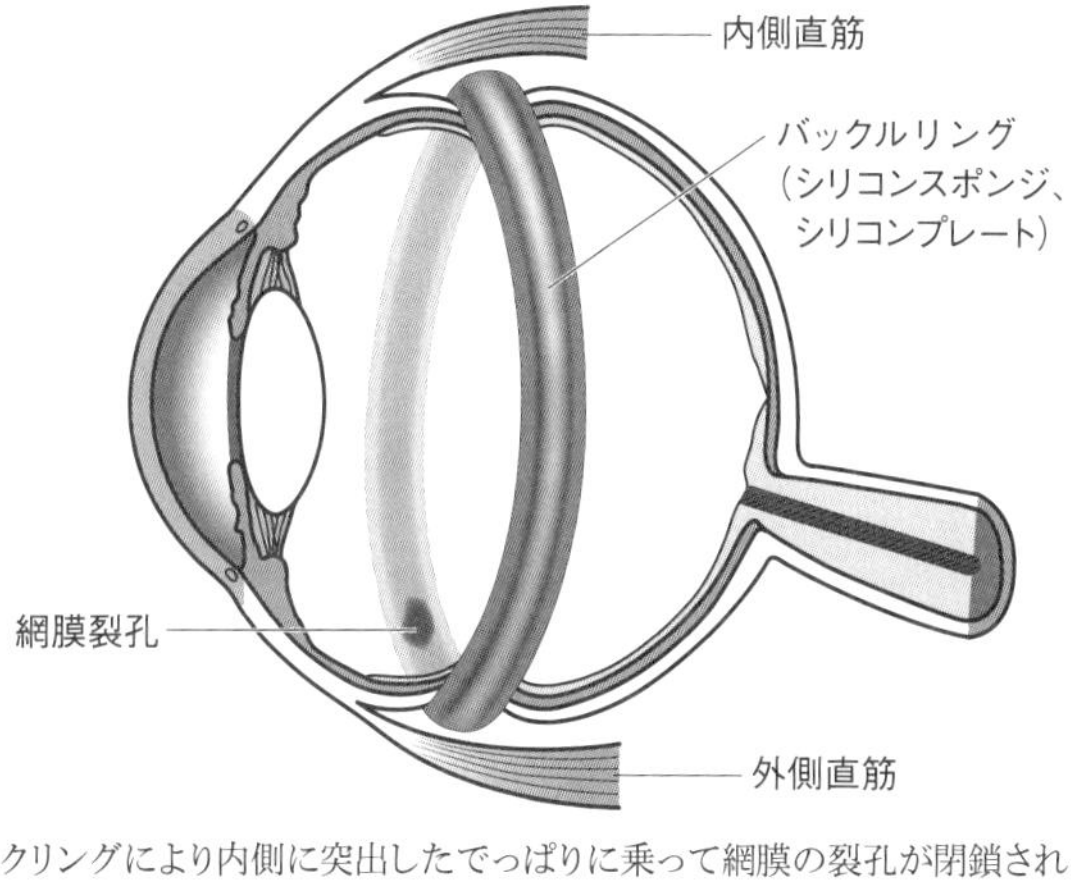

バックリングにより内側に突出したでっぱりに乗って網膜の裂孔が閉鎖される。硝子体の牽引は軽くなる。原因である硝子体線維には手をつけないので、硝子体線維がゆれて網膜が破けることもある。硝子体混濁で視力は落ちる。

多いのです。

具体的な例で言います。注意しないといけないのは、「インプラント法でのバックリング法なら、ずれないからスポーツに復帰できる」と言う医師がいることです。

とんでもありません。インプラント法（強膜を半層切開して、その中にシリコンバンドを埋め込んでいく方法）では強膜ポケットを作るために、強膜の厚さが約半分になり、眼球の強度が極端に落ち、衝撃を受けた時に眼球破裂が起きることもあるのです。しかも、強膜ポケットを作った時点で、眼球に穿孔《せんこう》している例も少なくありません。

以前、テレビ東京の番組（『主治医が見つかる診療所』）で、私が「加齢黄斑変性は治る」ということを証明した際に、誹謗中傷してきた某有名眼科医がいました。彼は、このインプラント法をおこなっています。じつは彼の施設から助けを求めて当院に来る患者がかなりいるのですが、その中に、インプラント方法での強膜ポケット作成手術中に強膜穿孔を起こし、硝子体線維が外に脱出したボクサーの患者がいました。

埋め込まれたバックリングをはずすと、なんと下から強膜の裂孔が見つかり、そこから眼の中の水がビューと漏《も》れてくるのです。さすがに私も驚きましたが、そこは他院で失敗した症例の多くを手術している当方なので、慌てることなく落ち着いて、テノン膜（結膜と強膜との間にある薄い膜）を利用して丁寧にパッチして治し、当院の高度に洗練された硝子体手術にて完全に治療し、視力も0.3から1.2まで回復させました。

（手術日までに入手できなかったので）後日になって判明した某医師のカルテを参照すると、手術中に強膜を破ったとあります。あらかじめ分かっていたならば、このインプラントは取らなかったかもしれません。いずれにしろ、インプラントによるバックリング手術はやってはいけない最たる手術方法です。

手術後に視力は良くなり、患者も満足しました。しかし、その患者には、残念ながらボクシングはもうやめた方がよいであろうとアドバイスしました。某医師によりすでに強膜穿孔をさせられていたために、眼球の強度が弱くなっていたからです。彼は残念そうでしたが、視力が完全に回復したので納得して、別の道を歩み始めました。

このケースは本当に残念でしたが、はじめから当院で手術をしていれば、ボクサーに復帰できたはずでした。

「手遅れになる前に」「他院で手を付けずに」「高度に洗練された超上級者の硝子体手術での網膜剝離手術を受ける」という「3大原則」を守ることが、現代世界で網膜剝離を治す王道です。

当院は網膜剝離の専門施設ではありませんが、評判を呼んで多くの患者が来るので、日本で最も多い、毎年千件以上の網膜剝離を硝子体手術で治しています。初めから当院で手術した時は、ほぼ1回の手術で100％近い治癒率です。しかし、大学病院などの研修病院で、3回とか、酷《ひど》いと10回も手術をくり返してきた患者が、助けを求めてくるケースも非常に多いのです。

とくにこの3大原則の中の、「手を付けてこない（下手な治療を受けてこない）」という原則が、もっとも重要な項目です。

第1部　私が見てきた、日本の眼科医療

私が眼科外科になった理由

この本で、みなさんに、本当の眼科医療について語るまえに、少しこの場を借りて、私自身が眼科外科医として歩んできた道をお伝えしながら、日本の眼科医療をめぐる困った状況をご理解いただけたらと思います。第1部として18ページほどを割いてしまいますが、ぜひ聞いていただきたいことばかりですので、少しおつきあいください。

私が眼科外科医を開始して、36年になります。

高校時代になりたかった職業は、一にパイロット、二に医師でした。元海軍パイロットで、戦後に警察官になった父と、日本赤十字の学校で勉強した助産師の母親の影響を知らず知らずのうちに受けていたのかもしれません。さらに、小さいころから絵を描くのも見るのもとても好きだったこともあり、「見る」ということに並々ならぬ興味もありました。

地元の横浜翠嵐《すいらん》高校を卒業後、まったくの準備もしていない素人ながら50倍の難関を突破し、宮崎の国立（現・独立行政法人）航空大学校に入学しました。ところが3年後には、オイルショックの影響でパイロットの採用がなくなり、採用は地上職のみとなりました。それならばと、医学部に方向転換しました。公務員の家で、私立の医大に入れるようなお金もなかったので厳しい受験となりましたが、数学と英語が得意だったことが幸いしてなんとか国立の滋賀医大に入りました。そのころにもまだ美術への興味もあったことから、「見る」ということに深く関わる眼科外科医をめざし、インターンの頃からアメリカでの教育を選びました。

もともと海外への憧れも強かったこともあり、それならばいっそのこと世界一の眼科外科医になろうと思いました。自分にとっては、手術も芸術と同じだという思いがありましたから、手術も完璧な、美しい手術であるべきと願い、努力をしました。多くの創意工夫もし、国際眼科学会に挑戦し、これまでに最高賞を20回受賞しています。

この間に、当時は日本ではほとんど誰もおこなっていなかった、世界最先端の超音波乳《にゅう》化《か》吸引術《きゅういんじゅつ》と眼内レンズ移植術を使った白内障手術を、日本で最初期におこないました。第1例目で、手術後の視力は裸眼で1.0がでました。

今ではそれこそ、当院ではあたりまえの手術ですが、当時の日本の大学病院では、全摘出術という旧式の手術が普通で、術後にも分厚い凸《とつ》レンズのメガネかコンタクトレンズをつける必要がありました。大きな切開手術によって白内障を出したので、手術後にとんでもない乱視が生じていました。当時の大学病院では、白内障の手術をしても、術後に0.1の視力が出れば結果が良いとされていたのです。

しかも、分厚い凸レンズのメガネを付けなければならないので、ものが大きく見えて、とてもではありませんが使い物にならない視力でした。ですから当時、白内障手術が適用になるのは、ほとんど見えなくなった患者さんだったのです。

今でも多くの眼科で、同様の状況があります。現段階で少しでも見える患者さんを手術してしまうと、術後には前よりも見えにくくなるということが起こり得ます。そうすると当然のことながら、患者さんは不満を持ちます。ですから町のお医者さんは、腕に自信のない方ほど、なるべくなら手術を先送りにしようとするのです。医師が「手術はまだ早いですよ」と言うとすれば、その理由はじつは、手術後の経過が悪くなるかもしれないからなのです。

一方、現在の先進国での世界標準は、日本の標準よりかなり技術的にも進んでいますので、患者に視力がかなりあったとしても、患者さんが不自由感を持っていれば、「手術適用」なのです。それは、手術の腕が確かな術者であればこその標準です。

150年前の手術をしていた日本

いずれにしても、ほんの少し前まで、白内障手術は切開も大きすぎたために、手術後の乱

眼の構造

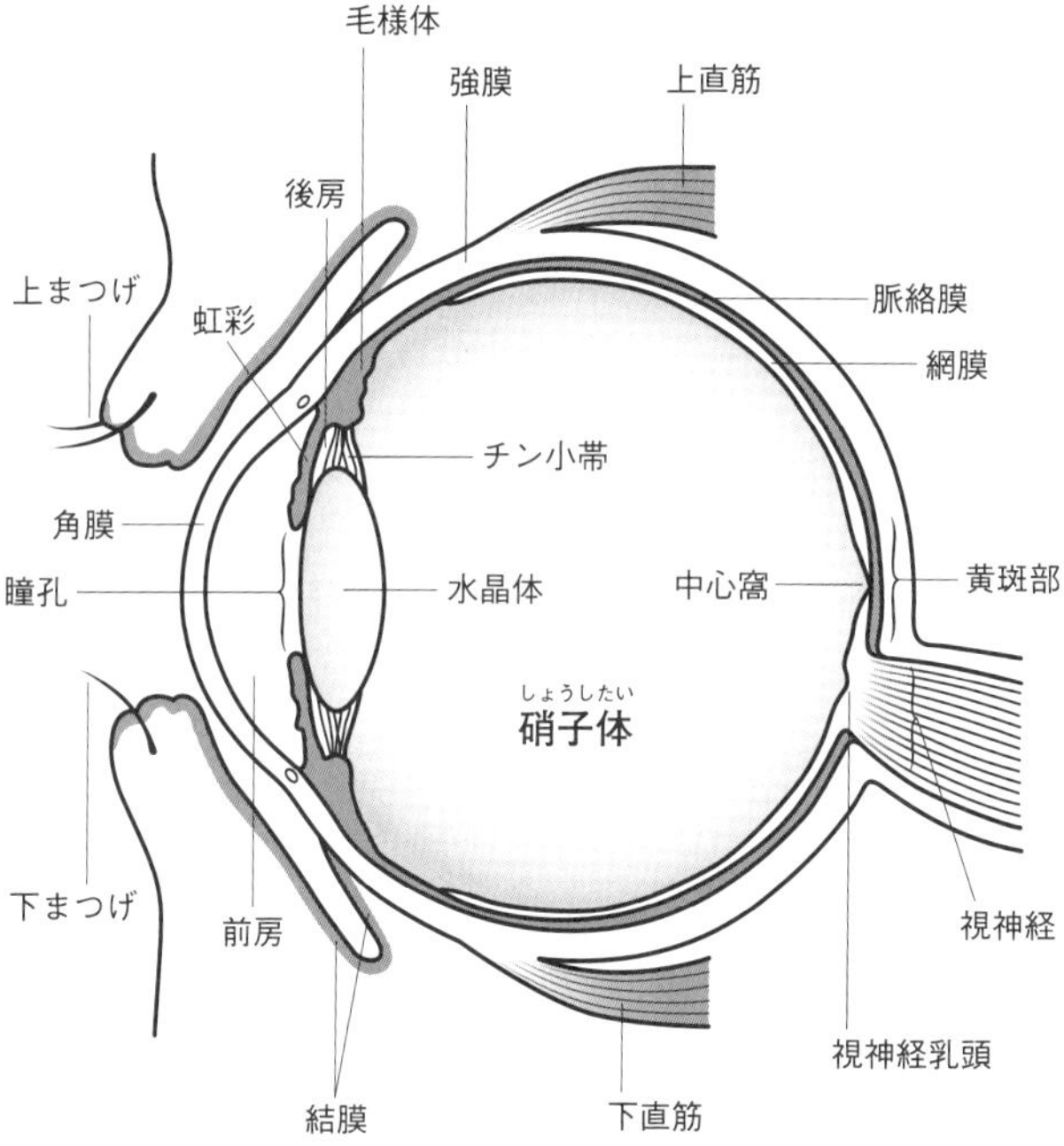

眼球は結膜、テノン膜（複数膜）、強膜、脈絡膜、網膜（10層）でできている。眼球内は硝子体（硝子体線維に水がからんだゼリー状のもの）と水で満たされており、それによって眼圧が維持されている。
房水は前房と後房を満たしており、角膜や水晶体に栄養を運んだり老廃物を排出させたりもしている。

視が大きな問題でした。眼の「黒目」の部分を覆《おお》っている透明なドーム状の半円球のものを、角膜といいます。この角膜が歪《ゆが》んで、光が不自然な曲がり方をする状態を「乱視」といいます。

乱視があると、光の曲がり方が縦と横で異なるような状態になります。つまり、光の曲がり方が違うので、ものを見ているときに、すぐ横に二重になるようにもう一つの像が見えるか、ものが「にじんで」見えます。そのせいで、視力が落ちていると感じるのです。

これに対して、私がアメリカの開発者から直接習った「超音波乳化吸引術」は、切開の長さが3ミリ程度ととても小さいため、手術後の乱視がとても少なくなり、視力の回復も早くなりました。

私がアメリカより帰国して、この方法を日本に最初に持ち込んだのは、まだ、29歳か30歳くらいのころでした。

しかし、最初に所属することになったある日本の公立大学病院では、そこの教授が、「俺の目の黒いうちは眼内レンズなど危ないものはやらせねえ」と言い放ちました。あきれるほどの時代錯誤です。当時アメリカでは、すでに100％、眼内レンズの移植術をおこなっていたのです。日本に帰ってきて、そんなわけのわからないことを言う教授を相手にしなくてはならなくなった私の気持ちを察してください。

さらに、その大学の先輩医師の手術を見ると、何と150年も前の手術をしていました。ドイツの有名な、でも1850年代に活躍したグレーフェ先生の方法でした。ここは江戸時代か？　とびっくりしたものです。

数年前にテレビドラマで、『JIN－仁《じん》－』という、現代の医師が江戸時代にタイムスリップする番組を放送していました。そのドラマを見たとき、私が日本の大学病院での手術を見たときの絶望的な気持ちが久々によみがえりました。そうです、日本にはほんの30年ほど前には、近代的眼科などなかったといえるのです。

さすがにその大学病院は酷すぎたので、あきれ果て、すぐに他の医大に移りました。そこでは歓待してくれましたが、教授は手術が下手すぎました。そこで私は、地位も富もいらないから、私の言うことを聞いて指示に従って欲しいと教授にお願いしました。

その教授が執刀《しっとう》すると、患者のうちの3人に2人ぐらいは、失明に繋《つな》がる合併症を起こしたものですが、後で、私がそっと治したのです。でも患者は権威に弱いので、そんな教授に、当時でも高額の礼金を包んで渡していました。私のほうは、金は要らないと啖呵《たんか》を切っていましたし、貧しいものでした。

広まる眼内レンズ移植手術

そのころ私は、白内障手術に、当時の使いにくい８０００Ｖという機械（自分で組み立てるすごく使いにくい機械です）を使って、ほぼ全例を超音波乳化吸引術で手術し、眼内レンズを移植して、そして全例で1.0以上の視力を出していました。ところが、日本の他の大学病院の医師からは、「眼内レンズなどあんな危ないもの！」「超音波乳化吸引術など、頭のおかしな連中のやる方法だ」などと、言われなき中傷を浴びせられる始末でした。

そんななか、旧態勢力のある大学の教授Ｕが、超音波手術の評判を聞いて使ってみたところ、ほとんど全例で失敗し、半分はほぼ失明したそうです。その結果を、『日本の眼科』という眼科医向けの雑誌で報告していました。

でも、これはとても変な話で、手術の方法が悪いのではなく、Ｕ教授の手術の腕がないだけなのです。当時の超音波乳化吸引術は、かなりの腕を必要とします。厳しいトレーニングを積まないとできない方法なのです。いくらお偉い教授でも、手術は腕が全てですので、権威など何の効果もないのです。

一方、私の手術の結果は、いつもあまりにも良いので、直接誹謗されたことはないのですが、理解できないやっかみで裏で中傷されるのには気が滅入《めい》りました。このころには大学に嫌気がさしてきたので、自分の診療所を横浜に開設する準備をはじめました。

ところがそのうちに、私の手術が全例成功するので、厚生省が、まずは眼内レンズ移植術を公式に認可したのです。するとどうでしょう。あれだけ誹謗中傷していた全国の大学病院が、雪崩《なだれ》を打ったように、我も我もと眼内レンズ移植術を始めたのです。

しかし、私がアメリカやヨーロッパで、オリジナルの開発者から習って苦労して世界トップに昇り詰めた技を、トレーニングもなしに一朝一夕でできるわけがありません。全国で失敗の嵐となり、合併症だらけでした。

彼らはその状況で何を思ったのか。私は「まずは僕に謝れよ！」と思いましたが、患者を救うことを優先して我慢しました。この過渡期には、多くの患者が日本中でひどい手術を受け、私は助けを求めてやって来る患者の後始末に追われたのです。

その後、私は自分の施設を作り独立しますが、「日本人の眼を救うためには、日本全体の医師の技量を上げることがなんとしても必要だ」との思いから、超音波乳化吸引術と眼内レンズ移植術の方法を、習いたい人には誰にでも教える講習会を自前でおこないました。毎回３００人以上が参加し、計10回おこないましたので、のべ３０００人以上の眼科医が参加したことになります。

開業、そして日帰り手術への誹謗中傷

こうして徐々に、近代的な白内障手術をおこなう機運は日本でも高まりました。しかし大学病院での仕事はあいかわらずでした。教授は結局、若造の私からいつも説教されるのが面白くないのか、酒の席でとうとう、「勝手にやりたいのなら自分の施設でしろ！」とまで言われたので、それなら辞めてやると、1987年12月に、先にも述べた小さな診療所を横浜に開きました。

そのころアメリカではすでに、日帰り手術があたりまえでした。そこで私の小さな診療所でも、超音波乳化吸引術による眼内レンズ移植術を、日帰り手術でおこないはじめました。横浜駅西口のビジネス街にある18階建ての新築ビルの中で、40坪の診療所でした。もちろん日曜日も診療しました。

しかし、ビジネス街なので、日曜日は人がほとんどいないのです。初めの月は、平日も1日1ケタの患者で、10人も来ません。日曜日はなおさら閑散としていて、しかも冬でしたから、雪が降ってきました。アダモというシャンソン歌手が「雪は降る　あなたはこない　雪

は降る　重い心に……」などと歌っていたのを思い出し、まさに泣きたい気持ちで、いつつぶれるかと思って暮らしていたものでした。

それでも、大学病院時代の患者が探して来てくれました。その最初の日曜日は、たった1人の患者だけでした。でも私は、患者の身になって診る眼科外科医になろうと心に誓っていましたので、来てくれる患者さんには誠心誠意対応し、治療していました。

いつつぶれるかと思いながらも2か月が過ぎたある日、『朝日新聞』が取材をさせてほしいとやってきました。どうやら関係者を治療していたらしいのです。

そして数日後、全国紙の一面に記事が出ました。「日帰り白内障手術、忙しい主婦に人気」との見出しでした。

新聞に出た後は、電話が鳴りやまず、急速に忙しい診療所となっていきました。

ただし、そのような良いことがあると、やっかみもつきものです。地方の眼科医会のボスが、「日帰り手術など危険極まりない」と誹謗中傷し、新聞社にも抗議書を送ったのです。

ちなみに、その少し後に、私はアメリカの眼科学会で、「日本の日帰り白内障手術」と題した発表をおこなったのですが、アメリカの同僚から、「アメリカでは日帰り手術なんてあたりまえなんだから、あまり注目されないよ」と言われ、それはそうだ、そんなにあたりまえのことが、なぜ日本ではくだらない中傷を受けなければならないのか、とあらためて思ったものでした。

中傷した教授も手術を受けに――手術法をいくつも開発

眼内レンズでもそうでした。

後日談がありますが、あれだけ口汚く中傷した当のボス医師が、何年かすると「自分も日帰り手術を始めた」と宣伝していたのです。さらに、眼内レンズ移植を悪魔の仕業のごとく言っていた大学教授は、自分が白内障になったときに、日本での第一人者の私に手術を頼みにきました。某医科大学の学長も、患者としてやってきました。

私は若くはありましたが、すでにさんざん世の中の理不尽さに揉《も》まれていましたから、「あなたはあのとき眼内レンズを中傷しましたよね」とか、「先生はご自分の大学の眼科の先生に手術をしてもらわないのですか?」などといった皮肉はいっさい言わないで、気持ちよく大人の対応をして、患者として喜んでもらえる最高の結果を出しました。

日本人の特徴は、英語ができないということもあってか、世界の流れを知らないことです。通常は「知らない」だけなら教えてもらえばよいのですが、なまじっか妙なプライドがある日本の医師は、新しいものに対してまずはケチをつけます。認めると自分が無能だとバレてしまうから、本能的な防御の体勢をとるのです。それはいってしまえば弱者としての反応なのです。

こうして開業してからも私は、さらに手術の結果を良くするための画期的な方法をいくつも考案しました。

連続した裂《さ》く動きで前嚢《ぜんのう》（水晶体を包んでいる膜の上側）の窓を作る「ＣＣＣ法」「垂直核分割法」（これらは白内障の治療の際、濁った水晶体を新しいレンズに入れ替えるときに、水晶体を砕いたり取り出す際の技術です）、「点眼麻酔法」「無縫合手術」などです。つねに世界最高のレベルの治療をおこない、必ず良い視力を出すようにしました。これらの新技術を用いることにより、難しい症例でも良い視力を出すことが可能となったのです。

世界で最高賞を受賞した発明も、日本では無視される

これらの画期的な発明の一つに、１９９０年に私が世界最初に開発し、発表した「無縫合、自己閉鎖創（No Stitch, Self Sealing Incision）」の白内障手術があります。これは、眼の中の眼圧が切開創を閉じるように働く画期的な方法で、手術後の乱視がほぼなくなるという利

点があります。それだけでなく、手術直後にすぐに切開創が閉じるので、術後の視力回復が早く、安静も不要で、すぐに社会復帰できるという利点もありました。

この無縫合手術を、アメリカ白内障屈折矯正手術学会（ASCRS, American Society of Cataract and Refractive Surgery）で発表すると、最高賞を受賞することができました。

表彰式では、アメリカ眼科学会の会長からトロフィーを受け、「日本人に初めてライバルが出た」と最高度の褒《ほ》め言葉をいただき、会場に世界中から集まった約５０００人の医師から称賛の拍手を得ました。世界眼科学会に来るような医師たちは、各国の最も優秀な医師であり、私が発表した手術の意味を熟知してくれていたのです。

そうして翌年、意気揚々と日本に戻り、日本の眼科学会で発表しました。

すると、どうでしょうか。称賛どころか、手術の意味をまったく理解できずに、シーンとしていました。あげくに、ある大学人が、「最近アメリカで変わった方法が流行《はや》っているようだが、単に名前を売るだけの方法だ」と述べたのです。

私ははじめ、「こいつは何を言っているのだろうか」と不思議だったのですが、話を聞いているうちに、私の開発した「無縫合手術」について、「縫わない」という意味だけしか理解していないことが分かりました。

無縫合手術は、先ほども述べましたように、手術による乱視をなくし、回復を早くし、すぐに社会復帰できるようになる画期的な方法なのですが、まったく理解ができないようでした。あまりに酷い、無知な者による見当はずれの中傷でしたので、私も頭に血が上《のぼ》って、「お前のような何もしたことがないやつに、何が分かるのか！　お前らにはもう教えてやるもんか！」と怒ってしまいました。

この学会での反応は、いかにも日本的です。世界では、医師たちをあっと言わせる新しい手術手技や発見でないと、誰も相手にしません。しかし日本では、新しいことや自分の分からないことについては、最初はけなして理解しようとすらしないという態度が多いのです。この不可解な後進性が、日本が世界の医学界でトップランナーを生めない原因でもあります。

「白内障の手術はどこでも同じ」ではない！

こうして、小切開超音波白内障乳化吸引術を取り入れ、無縫合切開を開発したことで、白内障の手術後の視力の出る精度が格段と上がりました。さらに、アメリカやカナダの仲間と、プリズムレンズを使って遠くと近くに光の集まる焦点を作り、遠くと近くをメガネなしの裸眼で良く見えるようにする「多焦点眼内レンズ」を開発し、使用を開始しました。

この方法をさらに改良し、ようやく日本でも数年前から認可になりました。いまや日本でも私の開発した白内障手術は、主な手術法となっています。

ここで気を付けなくてはならないのは、同じ多焦点レンズを使っても、白内障手術の精度が低いと、遠くも近くも両方とも見えない結果になりかねないということです。別の言い方をすれば、多焦点レンズの手術で数多くの症例で良い結果を出している、つまり腕の高い超上級者のみが、良い手術をおこなえるということです。

当院の施設では、毎年数千例の多焦点眼内レンズ移植術をおこないますが、ほとんどの症例で、裸眼で遠くも近くもよく見えるようになり、1.0以上の裸眼視力を出しています。プロローグでもご紹介しましたが、細川護熙さんにはもう8年ほど前に、多焦点眼内レンズ移植手術を施行しました。

細川さんの場合は、最初は乱視が少しありましたので、裸眼で1.0が出るくらいでした。手術後2年半が経過してから、ご本人の希望でレーシック乱視矯正手術もおこないました（＊注：レーシックについては注意点がありますから、P116で述べます）。すると、さらに遠くも近くもよく見えるようになって、裸眼で1.5の視力となりました。

もしあなたが、裸眼で良く見えるようになりたいとお考えならば、とくに手術をする術者をよく選んでください。超上級者なら、裸眼でほとんどよく見えるようにできます。間違っても「どこの病院でも白内障手術は変わりがない」などと思ってはいけません。

白内障は全ての手術の基礎であり、だからこそ、白内障手術は手術する医師の腕によって結果はまったく異なるのです。じつは技術的には、白内障手術だけでなく、硝子体手術にも精通していないと、多焦点レンズ手術では良い結果は出せません。一般病院での未熟な医師による多焦点眼内レンズ移植術では、結局遠くも近くも見えにくくなってしまうという気の毒な結果が、現実には多く起きています。

くり返しますが、白内障手術は、医師の腕の差が極端に出る分野なのです。ですから、良い結果を出したければぜひ、最上級の眼科外科医を選んでください。

日本の学会のボス的な人に手術をしてもらうのがうれしいと思うなら、それは逆効果です。彼らが多焦点眼内レンズを使った手術なぞおこなった日には、まず失敗だらけです。最近もまた、学会の理事長という人がおこなった多焦点レンズの手術結果が悪かったため、３人の患者がまとめて当院にやってきました。当院より高い値段設定の手術をしていたのに、結果は悪いのです。

また、ここでは白内障手術について述べましたが、網膜剥離手術や緑内障手術での技術差はさらに大きく、手術後の結果はまさに天と地ほど違います。これも追って述べます。

日本には、本当の意味での優秀な眼科外科医がほとんどいないのです。日本の眼科医は外科医であるとの認識が低すぎるのです。競争もなく、正しいことを正しいと言えない雰囲気さえあります。

残念ながら、眼科医との肩書きがあっても、「眼科外科医」を意味するものでは全くないのです。先進世界では当たり前のことが、日本の眼科医療では通用しないことを、ぜひ覚えておいてください。

第2部　間違いだらけの眼科選び

——「日本の眼科の大間違い」を斬る！

この第2部では、読者のみなさんの、眼科や眼科治療に対する認識の「間違い」について、一つ一つ解説していきたいと思います。

はじめに、日本の病院や学会、眼科医の世界や、眼科医療全般についての「間違い」「非常識」を取り上げ、次に、視力や眼のケアといった一般的なことについて「常識」とされていることの「間違い」を指摘していきます。しかし、読者の中には、ご自分が抱えているそれぞれの眼科疾患（「白内障」「緑内障」「網膜剝離」「糖尿病性網膜症」「加齢黄斑変性」など）の治療の「間違い」「非常識」について、一刻も早く知りたい、という方も多いと思います。

これらの疾患については、後半で取り上げていきますので、ぜひ読みたいところからピックアップして、自由に読んでいただけたらと思います。

みなさんの眼科に対する「非常識」を、ぜひ「世界の常識」で上書きして、正しい眼との付き合い方を学んでいただけたら幸いです。

（１）大病院・眼科・医者に関する大間違い

◇間違い①　眼の手術を受けるなら、大きな病院が安心と思っていないか？

練習台になる恐怖

一般に、「なんだか最近、眼の調子が悪いな」と思った場合、近所の開業医を受診することが多いでしょう。すると、「あなたの症状は、ここでは対応できません。大学病院で診てもらいましょう」などと言われることがあります。そして診療情報提供書、つまり紹介状を用意してもらい、それを持参して、大学病院や総合病院に行くケースは多いと思います。

もちろん、通常の開業医院では設備も乏《とぼ》しく、まして実際には手術の経験がほとんどないところが多いですので、医師のほうでも善意から「自分のところで手術するよりも、大学病院のほうがよいだろう」と信じて紹介状を書くのです。自分の病院の患者は減ってしまいますが、紹介することで情報提供料などの収入も入ってきます。

このように町の眼科から大学病院に患者を紹介するのは、日本的な、よくあるケースです。紹介される患者の側も、「大学病院なら安心」と思うことが多いでしょう。

しかし、「はじめに」でも述べましたが、大学病院は「研修病院」です。研修というと立派なように聞こえますが、つまりは「練習」のことです。つまり患者は「練習台」になることを宿命づけられているのです。

外科や内科であれば、大学病院でも優秀な医師が多いので、悪くないのかもしれません。でも眼科外科に関していえば、日本には世界的な意味での優秀な眼科外科医はほとんどいませんから、大学病院での手術は、患者にとってはさらに未熟な医師による練習台になることと、ほぼ同義です。

もちろん、少数の優秀な眼科外科医もいます。その医師を手術の際に指名できるならよいでしょうが、現実にはそのような医師を指定することは日本では無理です。

専門医会と医師会が一体化——眼科のばかげた世界

さらに問題はあります。日本の眼科専門医制度は、実質的な意味では、大学病院に医師を確保するためと、大学病院の権威と収入を守るための意味合いが強いのです。日本で専門医の認定を受けるには、5年間、大学関連の施設に在籍しなくてはなりませんから、大学にとっては医局員の確保につながります。また、大学の教授が自動的に専門医制度での理事になり、専門医になった医師は、会費や学会費を納めつづけます。さらに日本では、眼科学会の専門医になるのに、私的団体である「眼科医会」に入って会費を納めつづけなくてはならないのです。

本来、他の科においては、専門医と医師会はまったく別の存在なのですが、眼科だけは一体化されてしまいました。

もしも外科や内科で、半公的な資格である専門医を得る条件が、私的な団体の医師会に入ることとなれば、ほとんどの医師が反対するでしょう。ところが不思議なことに、眼科専門医制度だけが、医師会の下部組織の眼科医会入会が条件なのです。「はじめに」でも「日本は正義の国ではない」と書きましたが、本当に困った話です。

本来、学問や技術の認定資格であるべき眼科専門医が、一部の誰かの権益になる私的団体の眼科医会の操作介入を受けるのです。

ちなみに私は、眼科専門医制度ができる前から、医師会や眼科医会の会員ですが、それが私的な団体であるのなら文句はないし、意味はあるのです。医師会やその下部組織の眼科医会には、本来は全くの自由意思で入るべきものです。ですから、政治活動や一定の利益誘導の活動も許されるのです。

つまり、本質的に半分公的な性格を持つ眼科専門医になるのに、このような私的団体の医師会の下部組織である眼科医会入会を条件にするのは、全くもって筋の通らない理不尽な仕組みなのです。この結果起きることは、本来は誰かの利益誘導に染まらないはずの眼科学会が、本来あるべきアカデミックな中立性を失うことになるのです。

私は、政府機関が管轄する中立のアメリカ眼科学会の理事などを歴任し、その中立性や公平性や独立性を守る努力をしてきました。もちろん、アメリカ眼科学会専門医になる条件は、公平中立の学問的技術的観点からのものしかありません。

このようなことからも、日本の眼科の置かれている状況が、とても不透明で理不尽な構造であることを感じるのです。人々を救うどのような医療も、誰かの恣意《しいてき》的な権益に左右されてはいけないのです。このような理不尽な仕組みは公平中立を壊し、ひいては眼科医療の健全な発展をも阻害するのです。

手術への姿勢、緊張感の違い

また日本の眼科医は、大学を出た後は開業医などの町医者になるのが一般的で、町医者はほとんど手術をしませんから、手術など覚える理由がないのにもかかわらず、研修中に一定数以上の白内障手術や網膜手術の経験が求められます。その手術経験をおこなうには、当然ですが、大学病院や大学の関連の総合病院の患者を使って練習します。つまり、大学病院や大学関連の総合病院では、患者さんは必然的に、手術経験がほとんどなく、勉強も覚悟も資質も不足している研修医の、練習台になる運命なのです。

もちろん私も「手術研修は必要悪」である、つまり望ましくはないが必要だとは思っています。しかし、同時に私は、手術の練習は、できるだけ人間の眼ですべきではないと思っています。

私自身は研修医時代には、解体施設からもらってきた豚の眼（豚の眼は、ヒトの眼とよく似ています）を使って、約６００眼もの手術練習をしました。この練習のおかげで、私は白内障手術では、人間の患者さんでの第１例目から、裸眼で1.0という良い視力を出す手術結果を残しました。つまり、人間の眼では練習しなかったのです。

また、後に指導する側に回ったときには、弟子たちのために、人間の眼と同じような材料をアメリカのメーカーに特別に作ってもらい、顕微鏡や手術用の機械の操作に習熟するために使わせていたこともあります。また、水晶体に似ているレンズマメのようなものを使って練習させたこともあります。

眼の手術は、パイプオルガンを操作するようなもので、両手両足を使います。もちろん、人工の材料やレンズマメでは、本物の人の眼での手術とまったく同じように練習することはできませんが、それでも、機械の操作に慣れているのと慣れていないのとでは、手術結果は雲泥の差なのです。しかし、こんなことをしている医師は他にはいないと思います。

もっとも、日本だけでなく、アメリカでも、大学病院は研修病院です。しかし、アメリカでは優秀な研修医が多いですので意気込みが違います。さらに、私のような臨床経験豊富な指導医が教えますので、失敗も起こりません。通常は、手術においては患者と契約を交わします。研修病院では練習の要素がありますので、その代わりに手術代金は非常に安くなります。しかし、指導医はしっかりと手術に責任を持ちます。

そして手術の際には、「手術を担当するのはA医師で、B医師が指導医としてつきます」といった具合に、指導医の名前もきちんと示されます。私も指導医となった場合には、「ドクター・フカサクが指導医です」と示されます。今までに眼のあらゆる手術を合計で15万件も経験した私の名誉にかけて、「指導者として失敗は絶対にしない」ことを心に誓って、後進の指導に臨むのです。

対して日本では、単に「専門医になるための経験を記録するためだけの、練習としての手術をする」のです。しかも手術のうまい優れた指導者がほとんどいない。このような日本の大学病院眼科と、アメリカの大学病院眼科では、患者に向かい合う姿勢も、手術に際しての緊張感も、まったく違います。

患者に本当のことを伝えていない

また何よりも、練習台になることを患者と契約して、納得させているのかどうかが、国際基準と日本との違いでしょう。契約によって、「手術料金をタダ同然にするかわりに、研修医の治療を受けてもらう」ことを納得させるのがアメリカのやり方です。日本のように我々のような超上級者と同じ手術代金を、研修医師が取るのは世界の理屈からしておかしなものなのです。

もしアメリカで、私のようなランク１位の眼科外科医を術者として希望するならば、研修病院の数十倍の医療費がかかってしまいます。良いものは高価であるのが、アメリカ的価値観です。

一方で、イギリスやフランスなどの医療の社会主義化が進んだ国では、かかることのできる医療機関が住居地域で決められてしまいます。つまり、保険診療内で手術を受ける分には安く受けられるけれども、古い機械での遅れた治療を、かなり待たされた上で、地域ごとに決まった医師から受けるのです。良い医療は受けられないのです。イギリスで良い医療を受けたいのならば、自費で、腕の良い開業医の治療を受けるしかないのです。

つまり、逆に言えば、日本は患者にとっては最高の国です。社会主義化した医療保険が完備されていて、しかもイギリスやフランスなどと違って、医療機関はどこでも選べて、かつ保険で非常に安くかかれるのです。つまり、きちんと最高の医療機関を選びさえすれば良いのです。

もしも、当院のような医療機関に初めからかかることができたならば、患者はとても運が良いのです。なぜならば、保険で一律に決められた最低の手術料金で、世界最高の医療を受けることができるからです。

日本の眼科教科書は間違いだらけ

また、日本の眼科の教科書もよくありません。私は前にも述べましたように、学生時代から世界で学びたいと思っていましたから、卒業後は初めから海外に出て、白内障超音波手術の開発者や眼内レンズの開発者から直接教育を受けました。

教科書も当然、世界の医学の共通語である英語の本で勉強しました。もちろん日本の国家試験を受けるためには、医学用語を日本語で知っておくことも必要ですから、日本語の教科書も併用はしました。しかし、そうして勉強する中で分かったことは、やはり日本の眼科医療はじつに遅れているということ、さらに日本の医学書は、外国語から日本語に訳される段階で誤訳がとても多いということでした。

たとえば、日本の薄い眼科の教科書では「網膜色素変性症」の項目を見ると「治療法はない」としか書いてありません。ですから、日本の患者さんが「網膜色素変性症」（国の難病指定になっています）と診断されると、医師からは、「残念ですが、いずれ失明するでしょう」と告げられるだけです。

一方で、英語版のほうの、３０００ページにものぼる三分冊の細かい字で書かれている教科書を見ると、どうでしょう。網膜色素変性症の本当の呼び名である「Retinitis

Pigmentosa（ＲＰ）」の項目のところには、細かい字で40ページにわたって、最新の人工網膜や遺伝子治療などについて書かれています。この病気は、同時に白内障、緑内障、網膜炎なども起こしますが、そうなった場合の特殊な手術についても丁寧に記載されています。

そもそも、この「ＲＰ」を「網膜色素変性症」と訳すこと自体が間違っています。「Retinitis」とは「網膜炎」なのです。つまり、正しい訳語は「色素性網膜炎」なのです。

網膜炎ならば消炎剤も効くことがわかりますし、また、炎症による水晶体の代謝変化で、白内障が起こり、水晶体を支える細い紐《ひも》のチン小帯が弱くなり、水晶体が前にずれてきて、そのために眼の中の水の流れが悪くなり緑内障を起こすことも理解できます。網膜上には炎症による増殖膜が張られ、視力を落とします。ものを見るためには、網膜にある視細胞が光でタンパク質を分解して電気を起こし、その電気信号が脳に送られて解釈されることで「ものが見える」となるのですが、この網膜にある視細胞が壊れて色素細胞へと変化するために、見える範囲も狭くなってくるのです。

ですから、「網膜色素変性症は治療法がない」、などという馬鹿げた一文しか載せていない日本語の教科書は、なんとお粗末なものかということがわかるでしょう。もし、「色素性網膜炎」という正しい翻訳にすれば、「網膜の炎症」として、より正確なニュアンスが伝わり

ものが見えるしくみ

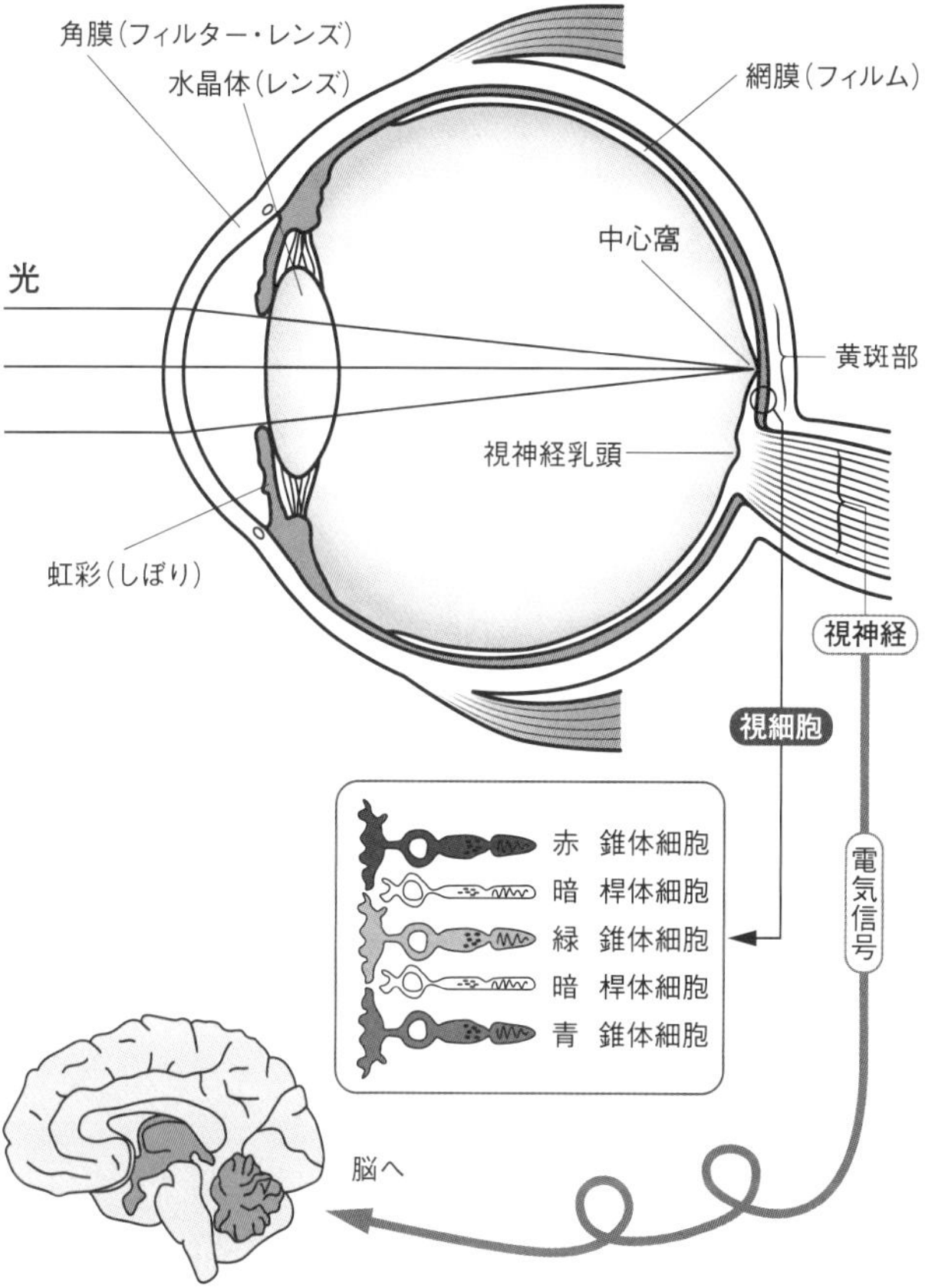

光は角膜、水晶体を通って網膜に届き、光の電磁波により視細胞のタンパク質が分解され、そこに電気信号を起こす。視細胞には明暗を感じる桿体（かんたい）細胞（1億個）と色を感じる錐体（すいたい）細胞（700万個）がある。電気信号は視神経を通って脳へ送られる。

ますので、医師も少しは「治療しよう」という気にもなります。しかし、昔の医師の誤訳に誰も気づかず、後世の医師にも訂正する知識も意欲もないままなので、患者は泣く泣く失明を受け入れざるを得ないのです。

患者の希望を打ち砕くようならば、それは医療ではないのです。今は不可能に見えても、将来は可能になるという希望を、医師は患者と共に語るべきです。

現に、網膜色素変性症や加齢黄斑変性で失明した患者の視力を取り戻す方法が、つい最近の２０１６年10月の米国シカゴでのＡＡＯ（世界最大の５万人が集まるアメリカ国際眼科学会）にて発表されていました。眼の中に埋め込んだ人工網膜とセンサーの組み合わせで、失明者が視力を取り戻す方法で、ＦＤＡ（アメリカ食品医薬品局）で公式に治療法として認可されました。その第１号を体験してきました（Ｐ251参照）。

もちろん、まだ不完全ではありますが、古い誤訳だらけの教科書のままに「治りません」と伝えるのではなく、「網膜色素変性症には、治療法がある」ということを、その希望を、患者に伝えていくことこそが医師の使命なのです。

◇間違い②　日本の眼科医は優れていると思っていないか？

ここまで読んでこられたあなたは、すでに日本の一般的な眼科外科の腕が高いという認識は間違いだということにずいぶん気づかれていると思います。しかし、腕は高くなくても、手術法や医薬品、医療機器などについては、先進国であるからそれほど遅れていないのではと思っていませんか。

はっきり言いますが、それも間違いです。最新どころか時代遅れもはなはだしく、まったく古い手術法や医療品を用いている状況です。

「目医者」という言葉

日本の眼科がトップレベルになれない理由はいくつもあるのですが、ここでまず、日本人の「眼科」に対する意識の特殊性について少々述べたいと思います。

「はじめに」でも書きましたが、日本には「目医者」という言葉があります。当院でも、患者さんから「目医者さんには初めて来ました」などと言われることがあります。

そんなとき、私はけっして言葉尻を取るつもりでも皮肉でもなく、「私たちは、眼科外科医であり、目医者ではないと思っています」と伝えます。

すると患者さんは、初めはきょとんとします。もちろん、患者さんにはまったく悪気はないことはわかっています。「目医者」では失礼だと思って、丁寧に「目医者さん」と言ってくださっているところからも明らかです。

しかし私はあえて、私たちは「眼科外科医だ」という意識を持っていることを患者さんにお伝えします。そこには、我々のプライドと責任感をお伝えすることで、患者さんに安心してほしいということもありますが、それに加え、日本の眼科の意識、現状を認めてはならない、この状況を変えなければいけない、という気持ちがつねにあるからです。

アメリカでは「眼科医はエリート」、日本では「目医者」

私が初期研修をし、今や教える立場になったアメリカの眼科には、我々のような医学部出身の眼科手術をおこなう「眼科外科医（オフサルモロジスト）」と、以前はメガネやコンタクト処方が主な仕事だったのが最近ではかなりのレベルの診療と治療をおこなうことができる専門学校出身の「オプトメトリスト」という2種類の眼科専門家がいます。

オプトメトリストの日本語訳は、以前なら「眼鏡《がんきょう》士《し》」がよい訳語でしたが、今は診察と治療もしますので、日本語として適当なものは探せず、やはり「オプトメトリスト（O・D・）」としか呼びようがない状態です。

と、思っていたら、そうそう、よい訳語があったと気づきました。患者から見れば、「オプトメトリスト」の日本語訳としては、ニュアンスも実際の意味合いも、「目医者」が合っています。日本の眼科医のレベルは、この「オプトメトリスト」のレベルなのです。残念ながら、患者さんが「目医者さん」と呼ぶのは仕方がないのです。

思い返しますと、昔、眼科の某教授が、「目医者・歯医者も医者のうち」との戯《ざ》れ言《ごと》があると言っていました。つまり、眼科医は、他の外科や内科よりも低い存在だとした悪口があったというわけです。この教授の発言はつまり、身内が自らを卑下《ひげ》していて、プライドもなにもありません。これでは日本の眼科の世界は世も末としか言いようがない状況です。

それではアメリカではどうか。これも「はじめに」で述べましたが、アメリカでは眼科外科医は医師の中で収入が最も高いことなどもあり、なるのは最も難しく、競争も激しく、医学部のトップの成績でないとまずはなれません。眼科の手術は顕微鏡を使っておこない、非常に長く厳しい勉強とトレーニングが必要であるため、手先が器用などの素質も絶対条件です。

また、アメリカでは、眼科の手術代金が非常に高く、医療費全体の30％を持っていってしまうとの不満が出るほどですが、日本では眼科手術の料金は非常に安く、この点でも状況がかなり違います。

「外科のクイーン」であるべきなのに

アメリカの大学での眼科教育は、世界のトップの手術の腕を身に付けることを目標にしています。そのレベルに至るだけの素質がないとか、腕と知識を身に付けるための最大限の努力ができないような者は、中途で研修を終わり、眼科外科医になることはできません。

このように眼科外科は、外科医の世界では、最も優秀な人がなるものとの認識がありますので、外科のクイーン（女王）と呼ばれます。西洋世界では、クイーンとは、エリザベス女王などのイメージのように、「繊細」で、かつ「力溢《あふ》れる存在」なのです。命の次に大事な眼（これについては後ほど述べます）を守り、よりよく見えるようにする眼科外科医の存在が、非常に尊敬されていることはご理解いただけるでしょうか。

同時に、眼科外科医の側も、非常なプライドともに、強い使命感も持ち、さらに「絶対的によい手術の腕を持っていなくてはならない」という義務があるのです。

世界では、専門医制度は国が管理していることが多く、専門医は厳密な試験と、大学や利権集団が関与できないような公平な判断で選ばれます。

これに対して日本は、前にも述べたように、大学が専門医制度を管理しています。専門医の条件として、大学関連病院での５年間の研修を義務づけています。専門医制度が大学に研修医を確保する役目を担《にな》っているのです。これでは、本来の学問的・技術的な達成度を認定する専門医の目的とは別の話になってしまいます。

また、専門医制度が大学によりコントロールされることで、眼科学会が大学の延長のような様相を持ちます。また、専門医に関する集金機能なども大学中心になるのです。

このような状況の眼科専門医制度では、世界的レベルでの医師の質や専門性・独立性や公平性を保つことができないことは明らかです。アメリカのような、政府管轄の資格試験のようなシステムを作り、眼科専門医になるために大学や医師会や企業などの団体の恣意的な利益誘導が入らないようにして、公平中立な運営選考をするべきだと思います。

「英語ができない医師」など、ありえない！

さきほども書きましたが、私はもともと海外で研鑽《けんさん》を積み、世界的な眼科医になりたいという思いがあったので、大学時代は英語の教科書で勉強していました。また、卒業後、実際に海外に出ることで、英語でのコミュニケーションにも磨きをかけることができました。

しかし日本の医師は、ほとんどが十分な英語力を持っていません。後に私が日本の大学で教えることになったときに、医学生や研修医が持っている日本語の教科書を、「こんな時代遅れの教科書は役に立たないよ」とゴミ箱に捨てたら、彼らは慌てて本を拾いにいっていました。日本語で書かれた医学書は役に立たないことに、なぜ気づかないのか。救いようがありません。

日本の医師たちが世界の学会において活躍できず、チャンスを逃しているのは、この「語学力がない」ことも大きな理由です。横浜よりも小さな国・シンガポールが、国際眼科学会を主催したり、医師たちが座長となって自在に取りまとめをしたり、発表したりしているのを目にするにつけ、ひとえに英語力の差で、日本の医師とこんなに差がついているのかと、嘆かわしい気持ちになります。

こんな状況に業を煮やしたのか、日本のとある大学の医学部が、教育のための言語を英語に変えようとしたところ、学内だけでなく学外からも、多くの反対や誹謗中傷があったといいます。「英語を話すと日本の文化が滅ぶ」とか、「日本には優秀な通訳や翻訳家がいるから、英語などできなくてもよい」とか、「日本人の魂をアメリカ人に売って、属国になるのか」

……などと、何か戦前・戦中の「鬼畜米英」といった中傷文句を彷彿《ほうふつ》とさせるような言葉で批判を受けていました。

しかし、実際に医学は、世界では共通語の英語で議論されているのです。これと同様のことは、他の分野でもありますね。たとえば国際線のパイロットは、世界中を飛び回るので、英語ができなければ管制官と話すことができずに大きな事故を起こしてしまいます。私は前にも述べましたように、医学部に入る前には、航空大学校でパイロットになるために学んでいましたから、よくわかります。空の上では、すべて英語が共通語です。世界中の空港に離着陸するのですから、共通語の英語で話すのは当たり前なのです。つまりパイロットは、英語ができないのなら仕事を失うのです。

これと同じで、英語のできない医師は、世界最先端の医学の動向を知ることもできず、そもそも議論の輪にすら入れないのです。さきほども述べましたように、日本語で出版されている医学書の翻訳版は、誤訳も多く使い物にならないばかりか、その本が日本語に訳されるまでにかなり時間がかかり、時代遅れの知識になります。

そもそも「出版」という行為自体が時間がかかるものですから、最初の英語の本でさえ、最先端の知見が出されてから検証され、それがまとめられて本の形になるまでにずいぶんの時間がかかります。そしてその本が和訳されるのに、また何年もかかるのです。つまり日本語しかできない医師は、世界の最先端からはつねに、ずっと遅れた情報しか得られません。これが日本の医師たちの現状なのです。

英語で受信・発信することの大切さ

眼科外科は、非常に進歩のスピードが速い分野です。私も次々と新しい治療法を開発していますからよくわかります。1年前の知見すら、時代遅れとなることもあります。そんな分野にいながら、英語を使えず、また、教える側も英語で教育することができなければ、日本の眼科医は永久に、世界のトップレベルになどなれないでしょう。

さきほど、「英語を学ぶと日本の文化が滅ぶ」という反応があったことをご紹介しましたが、そんな国粋主義者のような、すり替えの反論をする医師は正気なのかと疑います。英語が堪能《たんのう》な私からすれば、英語は日本文化を滅ぼすことなどないと断言できます。逆に、海外の言葉を理解することは、海外の文化を知り日本を相対化することであり、そのことによって自国である日本文化への理解はより深まり、研ぎ澄まされていきます。

私自身が、英語に不自由がなくなったことで、日本語感覚がより鋭敏に研ぎ澄まされてきたと感じています。私は画家でもあり芸術家ですが、英語ができることで真の芸術世界の文化の流れを知ることができ、また日本の芸術を世界に発信することもできます。

医学も同じです。なぜ私が、今まで世界中を驚かせた眼科外科の新しい手術方法を開発して世界に発信できたのでしょうか。それはつねに世界を意識して、世界標準でものを考えて、英語で発表してきたからです。その成果として、国際眼科学会の世界最高賞を20回も受賞しているのです。

私が世界大会で、英語で講演していると、素直なある地方の教授は、「すばらしい。英語もネイティヴ並みで、私も誇らしいです」と賛辞をくださる一方で、別の日本の先生は、「英語なんぞで話しやがって」と嫉妬《しっと》心を丸出しにして私のことを誹謗していたことを、他の医師が教えてくれました。そんなに悔しければ、自分も英語で発表してみたらどうかと思うのですが。

アメリカの眼科学会では、会場では相手への忌憚《きたん》のない学問的攻撃は日常茶飯事です。公開の場で異なる意見を述べることは正しいことなのです。一方で、学会外では論敵同士が仲良く食事や酒を交わします。表裏《おもてうら》の使い分けなどがないからです。

対して日本の学会では、「素晴らしい発表をありがとうございます」とのお追従《ついしょう》から始まります。公開の場では露骨に攻めませんが、裏では罵《ののし》ったり誹謗することも多いのです。こういった古い習慣は、医学という新しいものを追求する分野にはふさわしくありません。

世界で否定された治療で、失明する人が続出の日本

自然科学のどんな分野でもそうですが、世界の大会で自分の考えや研究成果を発表して、批判を受け議論される対象でなければ、世界トップレベルにはなりません。誰が書いたかわからないような稚拙《ちせつ》な英語原稿を読んでいるだけの発表では軽蔑されるだけです。

私がアメリカ眼科学会の理事として、理事会での会合に出席したとき、他の理事から次のような提案を受けました。

「日本の先生たちは立派な研究発表をしているが（皮肉ではなく、そう信じたいのだがという好意的な意味です）、何を言っているのかがよくわからない。どうだろう、演者の横にネイティヴ・スピーカーの助手を置いて、原稿を代わりに読ませてはどうか？」

こう言うのです。

どうでしょう。日本の医師たちは、英語でのまともな医学教育を受けていないだけで、このような情けない姿をさらし、哀れみを受けねばならないのです。そして結果的には、日本

の眼科治療が世界から取り残されることになります。

あとで述べる、加齢黄斑変性における日本特有の遅れた治療法による失明の多発も、日本の医師たちが世界の最先端の知見についていっていないことから起こっています。他国では危険とされ、廃《すた》れてしまった治療法が、日本では公然とおこなわれ、多くの人が視力を失っているのです。

なぜ、世界でおこなわれなくなってから、日本に入ってきたのか。そこには製薬会社や学会の利権のからむ思惑が関わっていますが、こうしたことも、日本の医学教育を変えることで、防ぐことができるように思います。

つねに世界から20年近くも遅れている日本の現状を変えるには、日本の医学教育をぜひとも英語ではじめなければなりません。とはいえ、日本の医学部において、満足な英語力で医学教育のできる人材がどれだけいるかといえば、それもまた疑問です。

当初は海外の人材の助けを借りる必要もありそうですが、未来のために、また日本の眼科を二流レベルからひき上げるためにも、一刻も早く、世界の共通語である英語での医学教育を開始する必要があると思います。

（2）眼・視力・老眼をめぐる大間違い

眼はどうやって見えているか

よく、日常的な言葉で、「近視だから見えにくく、眼が悪い」といいますね。

それでは、近視って何でしょうか？　近視以外にも、よく使うのは「遠視」「乱視」、そして「老眼」がありますよね。これらをよく混同している人が多いので、少々解説します。

人間の眼は、写真機やビデオカメラに似ています。遠くから平行に進んで来た光を、網膜上に焦点を結ばせて、最も細かい情報が電気信号となって脳に向かいます。外からの平行な光が、角膜や水晶体によって曲げられて、ちょうど光の集光した焦点が網膜上にあることを「正視《せいし》」といいます。

近視とは、角膜から網膜までの長さ（＝「眼軸《がんじく》」）が長い眼です。眼が長いと、他は正視と同じ条件だとすると、本来、光が焦点を結ぶ場所に網膜はなく、光の焦点よりもずっと奥

正視・近視・遠視・乱視

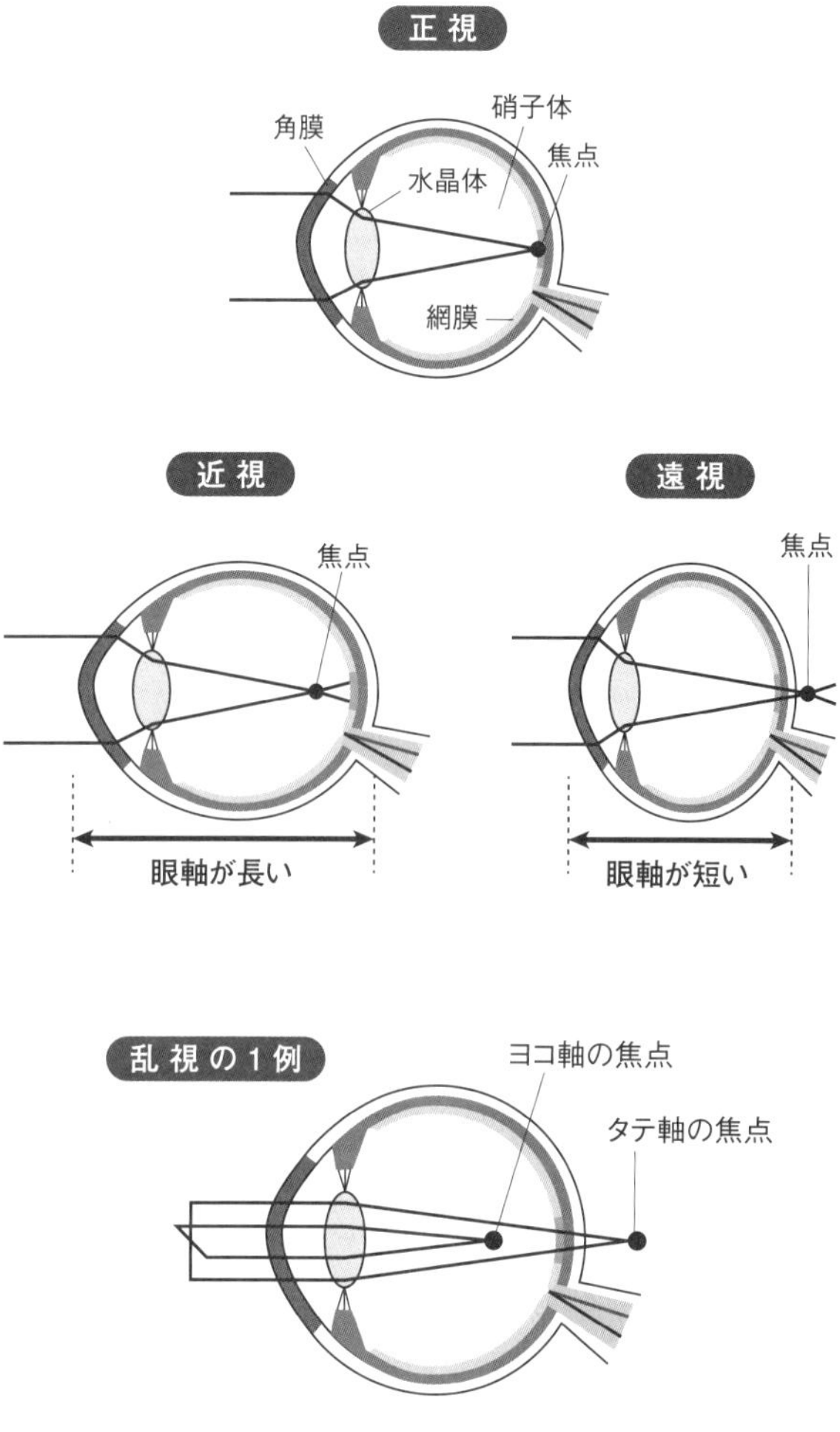

に網膜があることになるのです。

焦点を網膜上に結ぶためには、凸レンズのような、光の屈折をさらに曲げるものではなく、それとは反対の効果を持つ、凹《おう》レンズを使います。光の結ぶ焦点をさらに奥にするために、凹レンズでやや遠くに焦点を合わせる、つまり光を外側に曲げてやるのです。

ですから、近視用のメガネは凹レンズです。光を外に曲げるので、ものが見かけ上小さく見えます。よく強い近眼のメガネをかけている方の眼が、外から見ると小さく見えるのは、この凹レンズだからです。

一方で眼が短いのを「遠視」といいます。眼の軸が短いために、平行な光が焦点を結ぶ場所が、網膜よりも逆に外に出てしまいます。焦点を手前にしなくてはならないので、光をより曲げるように凸レンズを使います。

ですから、遠視の方のメガネは凸レンズで、眼は外から見ると拡大されます。遠視は西洋人に多いのですが、外国人タレントのケント・デリカットさんは、強い遠視があって強い凸レンズのメガネをかけていたため、外から見ると眼がとても大きいように見えたのを覚えている方もいるでしょう。

さらに、角膜が歪んでいる眼を乱視といいます。角膜は通常は子どものころはラグビーボール状の横長の楕円《だえん》形です。これは角膜の横線が長く、上下の縦線が短い眼です。

角膜の左右と上下の長さの差がある程度あり、メガネで矯正しなければ難しい方を「乱視がある」と言います。縦方向と横方向の光の角膜屈折力が異なるのです。

これを矯正するのは角膜のカーブと逆のカーブを与えたレンズを組み合わせます。そして、この乱視矯正は、通常は日本では近視と一緒に矯正します。遠視の方が多い欧米では、遠視に組み合わせた乱視矯正が多いです。

さらに、「老眼」というのがあります。これはまた後ほど詳しく述べますが（P111図）、「調節力が落ちている状況」です。20歳ぐらいから人間の水晶体の調節力は落ちてきます。「老眼」という言葉は、遠くは良く見えるのに、自分の調節力だけでは近くが見えなくなってくることを意味します。これは、見かけが若いか老けているかは関係ありません。あくまでも眼の調節です。ですから、20歳ぐらいから徐々に調節力が落ち始め、「近くが見えない」と自分自身が自覚した時が「老眼」なのです。

一般的に、女性のほうが調節が落ちるのが早いようです。これはおそらくホルモンのバランスが関係していると思います。女性ホルモンは組織を柔らかくします。調節力は水晶体の弾力が大切で、硬くなると弾力が落ちて調節力も落ちます。つまり、年齢とともに女性ホルモンが落ちて来るので、水晶体が硬くなるのが早くなるのではないでしょうか。30代でも結構、老眼を自覚する女性がいます。

それではここからは、器官としての眼や、視力についての認識の誤りを、解説していきましょう。

◇間違い①　眼は器官としてはそれほど大事ではなく、また危険を察知して自らを守る丈夫な器官だと思っていないか？

全情報量の9割をつかさどる視力

健診にいくときに、まず「眼」の健康について注意が向く人はどれだけいるでしょうか。血液検査でのコレステロール値や血糖値、尿検査や心電図の結果が気になる人がいても、眼の検査の結果を心配する人は、とくに若い人ほど少ないことと思います。

まさに眼というのは、機能を失い始めてから初めて、その大切さに気づく器官なのです。

ここでちょっと、みなさんに試してほしいことがあります。少しだけ、眼をつぶって歩いてみてください。どうでしょうか、あちこちにぶつかって怖くてたまらないのではないでしょうか？　町中であれば、とてもじゃないが、1分と歩き続けられないはずです。

人間の知覚は、「視覚」「聴覚」「味覚」「嗅覚《きゅうかく》」「触覚」の5つの感覚に、「温度感覚」「平衡感覚」など、その他の全ての感覚を合わせても、「眼から入る情報が全情報量の9割」だそうです。

その9割の情報、すなわち「視覚」による情報は、まさに眼の機能によるものです。他のいかなる感覚を失うよりも、重大な損失に感じられると思いませんか。

この意味では「眼」は、命の次に大事な器官であると言うこともできると思います。これに大きな異論のある人は少ないでしょう。

むきだしの臓器である理由

大切な器官は、大切に守られているはずですよね。人間らしい知能を司る「脳」は、頭蓋《ずがい》骨《こつ》で守られているので、少々の物が頭に当たっても、脳は傷つきません。また、生きていくのに最も重要な血液を全身に送る「心臓」は、肋骨《ろっこつ》で守られています。これも少々の力で胸を押しても、骨が守ってくれるので、心臓が傷つくことはありません。

それに対して、さあ、眼はどうでしょうか？

眼は光を網膜というものに取り込みます。網膜は、たとえてみれば、カメラのフィルム、もしくはビデオの光センサーチップのようなものです。光の信号をその網膜で電気に変えて、その電気信号が脳に伝わります（P83図）。

脳は過去の記憶と比較して、その信号が何であるかを理解します。こうして理解することが、「ものが見える」ということなのです。

このためには、光の信号がきちんとセンサーである網膜に届く必要があります。つまり、光をさえぎってしまう骨などで、前を塞《ふさ》ぐことはできないのです。

つまり、これほど重要な「眼」は、外力からは誰も守ってくれない、むき出しの臓器なのです。

若くても刺激（花粉症やアトピーでこする）で白内障や網膜剝離になる

これほど大事な器官が、同時に非常に傷つきやすいことは、誰もが知っておく必要があります。眼の病気というと、白内障や緑内障や網膜剝離が有名です。これらの病気は、通常は高齢者に多い病気です。しかし、外からの力を受けると、10代や20代という若い年齢の人でも、白内障や緑内障や網膜剝離などの病気を起こしてしまいます。

2月頃になると眼がムズムズする人が増えます。まだけっこう寒いのに、スギの花粉の胞子がはじけ始めるのです。天気予報で花粉情報が出ることが普通になっているぐらいですから、多くの日本人がスギ花粉のアレルギーを持っています。ほかにもさまざまな植物や、ハウスダストによるアレルギーの人も多くいます。

じつは、これらのアレルギーで眼がかゆくなり、眼をしょっちゅうこする人は意外に多いのです。もちろん、小さな力ですから、くり返さなければ問題はありません。でも、毎日何十回も何百回もこすっていると、どうでしょうか？　水の滴《したた》るわずかな力で硬い石が凹《へこ》んでいくのと同じで、わずかな力でも非常に多くの回数を加えると、むき出しの臓器である眼はダメージを受け、障害が起こることがあります。

現実に、花粉症をもっている若い方が、網膜剥離になって来院することは多いのです。アレルギー症状がさらに強く、掻《か》くだけでなく時には叩いたりすることもある「アトピー性皮膚炎」の方の眼は、さらに非常に高い確率で、網膜剥離や白内障を起こします。

アトピーの患者さんは、子ども時代から症状を抱えていた人も多いため、10代や20代の若い方が、白内障や網膜剥離になります。患者さんとしては、いつも眼を少しこすっていたり、かゆいのを我慢するためにちょっと叩いたりしたぐらいのつもりなのに、まだお若いのに

「白内障」です、と診断されたり、「網膜剝離」などと突然言われて、とても驚きます。患者さんが子どもだった場合には、付き添ってきたお母さんは「信じられない」という顔で、もっとびっくりしています。

そして病院の医師から自信なさそうに、「視力はもうこれ以上出そうもありません」と言われてしまうと、絶望的になってしまいます。

アトピー性皮膚炎での白内障手術や網膜剝離手術は、じつは老人性の場合よりもかなり難しく、上級の技術を持つ眼科外科医でしか治せません。アトピー性皮膚炎の患者の場合、網膜が破けるところが、「網膜鋸状縁《きょじょうえん》」という、眼の前方の網膜のいちばん端の場所であることと、白内障を起こした水晶体を支える細い紐のようなチン小帯が切れていることが多いからです。

この場所は、プロボクサーの網膜剝離が起きる場所に似ています。さきほども述べたように、わずかな力を眼に加えただけでも、むき出しの臓器であるために、何千回何万回と回数を重ねるうちに、プロボクサーのパンチに匹敵するほどの眼への障害を引き起こしてしまうのです。

眼の構造(詳細、網膜鋸状縁とチン小帯)

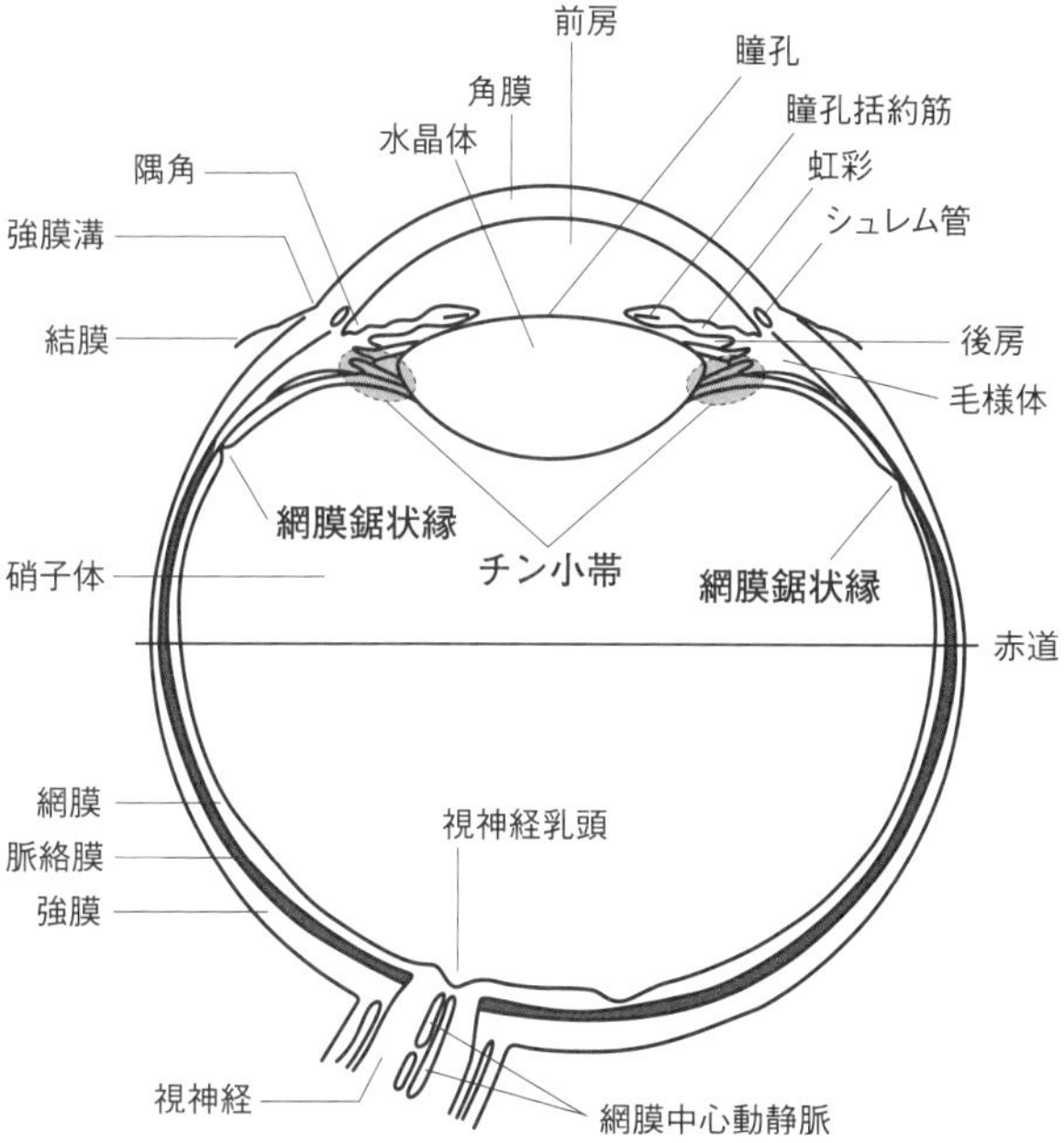

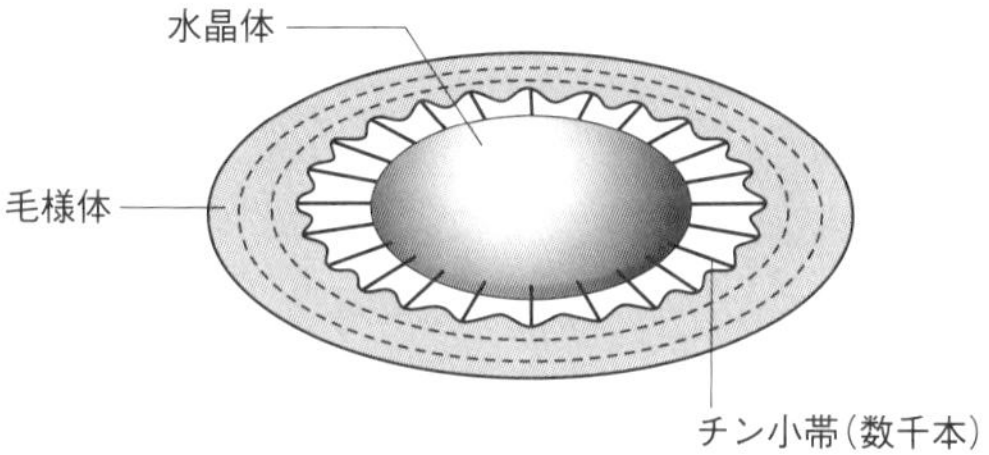

◇間違い②　平均寿命が90歳近い現在、眼もそれくらい長持ちすると思っていないか？

寿命の延びに、眼の寿命が追いつかない

総務省の統計では、日本には65歳以上の高齢者は平成28年度で３４６１万人もいます。これは全人口の27・３％を占め、日本の高齢化率は世界一です。前年が３３８８万人ですので、1年で73万人も増えています。つまり、すごいスピードで高齢化が進んでいるのです。

高齢者は、白内障や緑内障、網膜剝離、加齢黄斑変性のうちのどれか１つ、もしくは複数に、必ずかかります。どれも失明に繋がる病気です。

今や平均寿命が90歳の時代が来つつありますが、眼のそもそもの寿命は、じつはもっとずっと短く、その差の分だけ、高齢者は失明のリスクに怯《おび》えることになります。

失明は、ご本人にはもちろん悲劇ですが、世話をしなくてはならない子どもや孫の負担もますます増えてしまいます。

世界一の高齢化社会の国、日本。かつては多くの生産人口で、高齢者の生活を支えていました。しかし今や、生産人口がどんどん少なくなり、高齢者ばかりが増えている状況です。

年金問題でも話題になりますが、医療についても、そして眼の健康についても、少数の生産

人口が高齢者を支えなくてはなりません。

「人間50年」と、織田信長は「敦盛《あつもり》」で舞ったそうです。そんなに昔でなくとも、実際には明治以降でも第二次大戦後でも、日本人の平均寿命は50歳台と短いものでした。

寿命が短いうちは、眼の病気で失明する前に寿命が尽きてしまっていましたから、眼の寿命についてなど真剣に考えなかったと思います。ところが近年のような長寿社会になると、眼の寿命は命よりもはるかに短いですから、多くの視力問題が起きるようになりました。

眼の寿命は65～70年と心得て、メンテナンスをせよ

たとえば白内障は、人間の眼の中のレンズに相当する水晶体の老化現象です。水晶体の寿命は、個人差は多少ありますが、せいぜい65年から70年ぐらいです。ですから、誰でも高齢者になれば、必ず白内障にかかるのです。

白内障は眼科の手術で治るのですが、世界的に見ると、優秀な眼科外科医が少ない地域がまだまだ多いために、世界では白内障が失明の原因の圧倒的第1位です。さらに、白内障を放っておくと、水晶体が年々大きくなるために下から虹彩《こうさい》が押されて持ち上がり、眼の中の、水が流れる虹彩と角膜の間の「隅角《ぐうかく》」という隙間《すきま》が狭くなります。このため、水の流れが悪

くなることで眼圧が上がり、緑内障となります。つまり、緑内障は白内障と非常に関係が深いのです。

日本では、白内障手術の時期について、「見えなくなるまで待ちましょう」などと言う眼科医さえいます。しかし、世界では、白内障は早く見つけ、早く手術するのが常識です。世界の先進国では、白内障手術の成績が日本の一般レベルより良いことと、白内障を放っておくと緑内障を引き起こすことが共通した認識として知られているからです。

一方、日本では、白内障で経過を見ているつもりが、緑内障にかかり、視神経が駄目になってしまっている患者さんをよく見ます。

一昨年度には国際眼科学会で、「緑内障治療には、まずは白内障手術が必要だ」との共通見解も出ました。ですから緑内障も、白内障同様に、高齢になればなるほどかかる病気であることを知って、腕のある眼科外科医による白内障手術を早期に受けるのが、世界的には常識なのです。緑内障でいったん失った視神経の機能は回復できないのです。早め早めに手を打つことが重要です。

できる治療をせずに、大切な視覚を失ったら、本人はもちろん、子どもや孫の負担も大変なことになります。生産人口として支えるだけでも大変なのに、視覚を失った親の面倒をみていたならば、すぐに仕事も失ってしまいます。

大切なのは、寿命は90歳であっても、眼の寿命はもっと短くて、せいぜい70歳ぐらいであることをまず認識することです。車と同じです。しっかりとしたメンテナンスをして、悪い場所をきちんと治さなければなりません。とくに、白内障、緑内障、網膜剝離、加齢黄斑変性、糖尿病性網膜症などの失明疾患を、早期に診断し早期に治療することで、失明を防ぐことが大切です。

◇間違い③　20代には老眼は関係ないと思っていないか？

「老眼」という言葉は響きが悪いですね。年老いたから起こるという意味を含みますから、人を刺激します。とくに女性は嫌う傾向にあります。

海外では、老眼のように調節力が落ちることを「プレスビオピア（presbyopia）」と言い、インテリなら通じます。しかし、日本語にはこれに相当する言葉がありません。

さきほども書きましたが、じつは眼の調節力が落ちてくるのは、20歳過ぎくらいからなのです。でも、これを「老眼」と呼んでも、20代はまだ若者ですから、意味が通じなくなってしまいます。

現実には、患者本人が、遠くを見えるようにした後に近くを見て、よく見えずに不自由感を持てば、老眼が起き始めていると言ってよいと思います。調節が落ちていくのを老眼と言うのなら、20歳過ぎでも「老眼」と言うしかないのです。

というわけで、老眼は20代から始まっています。

では、そもそも「老眼」って、何でしょうか?

遠くの風景を見ていて急に近くのものを見たり、新聞に目を戻したりすることがあります。ものを見るということは、見ているものから来る光を、網膜というセンサーに、焦点をぴったり合わせて届けることで、顔が見えたり字が見えたりするのです。つまり、焦点(フォーカス)を合わせる必要があります。

「ピントを合わせる」とも言いますね。このピントを合わせる力を調節力といいます。人間は、生まれた時はまだ眼が短くて平べったいのです。だんだんと顔が大きくなるにつれて、眼が長くなってきます。人間の眼をカメラにたとえると、カメラのレンズにあたる部分を水晶体といいます。カメラはレンズを組み合わせて動かし、ピントを調節しますが、人間は一枚のレンズ(水晶体)を使って、その厚みやカーブを変えて調節するのです。

老眼がおこるしくみ

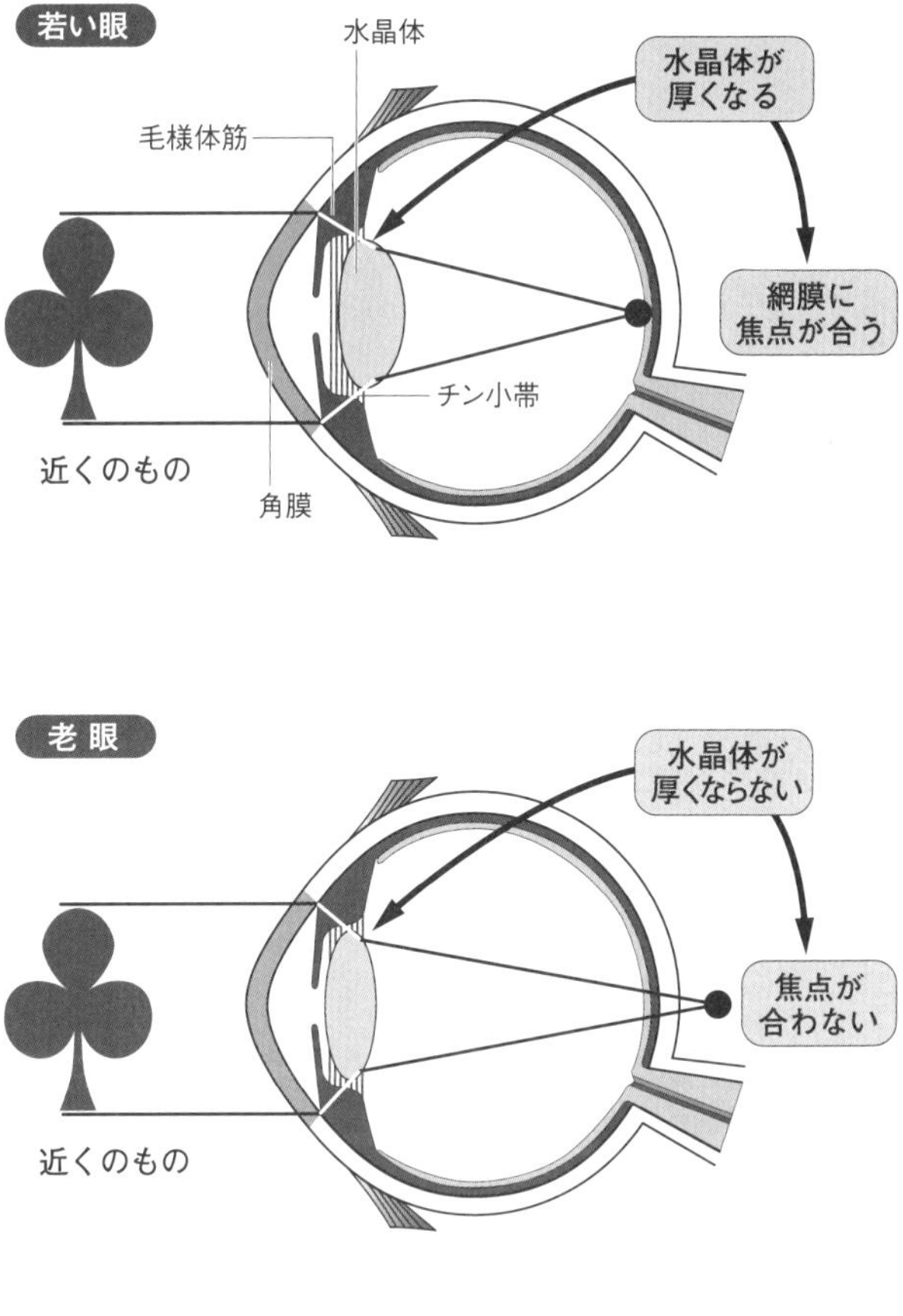
若い眼
水晶体
水晶体が
厚くなる
毛様体筋
網膜に
焦点が合う
チン小帯
近くのもの
角膜
老 眼
水晶体が
厚くならない
焦点が
合わない
近くのもの

子どものうちは、このレンズの厚みやカーブを変えることは、多くの人の眼ができます。ですから眼がもともと長いような近視の眼でなければ、子どもはメガネをかけません。レンズの厚みを調節して厚くし、カーブを急にして、光を十分に曲げることで、近くのものを見ても眼のフィルムの網膜に焦点が合うので、近くの文字やスマホの液晶画面を見ることができるわけです。

ところが、このレンズの厚みを変え、カーブを変える能力は、20歳ころをピークにして衰えてきます。水晶体レンズの調節力が少しずつ衰えてくるからです。眼科の世界での老眼とは、この調節力の衰えた状態のことをいいます。

ですから、20歳を過ぎたら、老眼は始まりつつあるともいえます。しかし、なかなか分かってもらえません。

私はレーシックの開発者の一人でもありますが、ずっと以前に40代初めの女性の近視をレーシックで治したことがあります。その際に何度も、「調節力が悪いから、少しだけ近視を残しましょう」と説明したのですが、ご本人は「遠くの風景などを裸眼で見たい」と主張されました。

仕方がありませんので、おっしゃるとおりに近視の治療をしました。するとたしかに、視力検査では裸眼で1.2となったのですが、こんどは近くの携帯の液晶画面が見えにくくなったと不満を訴えました。説明するには日本語しかないので、「あなたには老眼がありますから」と率直に言うと、敏感に反応して「私はそんな歳ではありません！」とご立腹されました。調節が悪くなっているからと何度も事前に説明しても、理解してくれませんでしたが、やはり老眼という言葉には敏感に反応します。

この老眼を何とか治したいと、私は長年研究をしてきました。その成果の一つが、多焦点眼内レンズ移植術です。前にも述べたとおり、細川護熙さんは78歳ですが、私が白内障手術をして多焦点レンズを移植し、残った乱視をレーシックで完全に治しました。この結果、遠くも近くも、メガネをかけない裸眼で、手術後8年経った現在でも1.5も見えます。

またこれとは別の方法もあります。アメリカの眼科学会の元会長であり、私の恩師でもある先生には、私が開発した「モノヴィジョン法」（P125）という方法で白内障手術をしました。片方の眼で遠くを見て、他方の眼で近くを見るように焦点を合わせた、単焦点レンズを使う方法です。今でも時々お会いする先生で、80歳を超えていますが、車の運転も、読書や論文を書いたりするのも裸眼でおこなえています。

この方法は私が当時のアメリカ眼科学会で発表し、最高賞を得た方法であり、欧米には普及しました。その他にも、調節の意識で患者の毛様体筋《もうようたい》が収縮して、眼内レンズを前後に動かすことを、超音波生体顕微鏡という特殊な検査方法で観察して証明しました。これを応用した「調節性眼内レンズ」は、アメリカとドイツで製品化されて、多くの人の老眼を治しました。私はこれらの老眼の研究に対して、国際眼科学会から最高賞グランプリを受賞しています。

私の夢は老眼を克服して、全ての人々が裸眼で遠くも近くもよく見えて、メガネの必要がない世界をもたらすことです。これは現実にはある程度の費用をかければ、現在でも十分可能なのです。

◇間違い④ 歳をとるとともに「老眼が治ってきた」と思っていないか？

私の友人で、70代前半の元社長さんがいます。ゴルフ仲間ですから、よく一緒にコースを回りますが、「私は歳をとっても眼がよくて、遠くもよく見えるし、近くも裸眼で見えるんだよ」と自慢しています。

この方、当院で眼の検査をしてみたところ、たしかに遠方も近方も、歳の割には見えているのです。しかし、「歳の割には」と言ったのには理由があります。

彼の視力はもともと0.6と、それほど近視も強くない方でした。しかし、歳とともに、水晶体の中央の核が濁るような、核白内障になったのです。核白内障とは、水晶体の中に、屈折力の強い部分ができる病気です（Ｐ167図）。二重焦点レンズのようなものです。

つまり彼は、水晶体の周辺部で主に遠方を見て、中央の、屈折が強くなった核白内障の部分で、近くを見ていたのです。

核白内障による近視化は、「第二の近視化」と呼ばれます。白内障になっていますので、当然、視力はやや悪くはなっています。しかし、とはいえ0.6ほどの視力はありますので、本人はそれほど不自由感もありません。

日常生活の中でも、視力が0.6あれば、大抵のことで見えづらさは感じません。しかし、もしきちんと白内障手術をすれば、じつは1.2以上は出せるのですが、そのままでもとくに問題は起こりませんので、「自分は歳なのに眼がよい」と思っているのです。

手術をして1.2以上に回復すれば、今よりはるかに見える生活になるのですが、0.6で満足しているのは、「本当に見える生活」というのを忘れているから、という部分もあります。

◇間違い⑤　レーシックは危険な手術だと思っていないか？
（もしくは、レーシックは簡単でお手軽な手術だと思っていないか？）

「夢のような手術」が「危険な手術」に？

レーシック手術は、ずいぶん一般的になりました。手術の大部分を機械がおこなうため、すぐれた眼科外科医の技術がなくても、ある程度の結果は出せてしまう手術だといえます。

ここで「ある程度の」と言ったのは、現実には技術や知識の低い医師が手術をすると、たとえレーシックでも、やはり経験の豊富な医師とは、結果に格段の差が出てしまうからです。

私のクリニックには、美容外科系のレーシック施設で手術をして、悪い結果となった多くの方が、助けを求めてやってきます。合併症として白内障や網膜剝離、緑内障などが起きてしまっていても、そうした施設の医師は眼科専門ではないため、それらの病気を見つけることができず、ましてや治療はできないので、さらなる問題を起こしてしまいます。

このためか、初めは「近視が治せる夢のような方法」ともてはやしたテレビなどのメディアが、近年では手のひらを返したように、レーシックを「危険な手術」だとレッテルを貼るようになりました。

それでは、レーシックは本当に、そんな危険きまわりないデタラメ治療なのでしょうか？

日本で初めてのレーシック手術を執刀

じつは私は、この「レーシック手術」の開発段階から、開発者の身近にいました。

レーシックは、「エキシマレーザー」という、１９３ナノメーターほどの短い波長のレーザー波を使います。このレーザーはシリコンチップの加工用に開発されたのですが、０・25ミクロンというほんのわずかの深さの溝を切ったり削ったりできるのです。

このレーザーの技術を、人間の眼の手術にも応用できないかと研究しはじめたのが、ドイツのテオ・ザイラー医師です。そしてザイラー医師の友人でもある私が、アジア太平洋地域では初めてとなる、開発段階からの参加者となりました。

新しい手術を実用化するためには、基礎実験や臨床実験を経て、慎重に人間の眼でも治験がおこなわれます。１９９２年にザイラー医師の手によって、世界で最初にレーシックを施行された患者さんは、失明された方でした。医学の発展のためのデータを集めるために、十分な説明の元に応じてくださったボランティアの患者さんだったのです。こうした慎重な実験を経た後の、より良い手術法の開発には、私も関わりました。

こうして1994年に、日本で初めてのレーシック手術は、私が横浜で開始しました。患者さんへの説明の際には、まずは良いことではなく、可能性のある合併症の話など、悪いことばかり話しましたので、患者さんからすれば驚いたことでしょう。しかし、すべてを隠すことなく、正直に時間をかけて患者さんに説明したためか、とても信頼していただき、結果的に私のレーシック患者は、すべての方々が成功しました。

最初の手術から22年も経過した2016年現在では、これらの方々は、今度は白内障手術を受ける世代となり、再来しています。その方たちに、こんどは多焦点眼内レンズを移植し、白内障を治しただけでなく老眼も治して、裸眼でほとんどすべてのものが見える眼を取り戻していただいています。

この22年前のような「レーシック初期」だけが、日本でレーシックが「限られた本当の眼科外科医によって手術されていた」幸せな時期だったのです。

美容外科系の施設の参入

その後は人々の間で、「レーシックは近視が治せる夢のような方法だ」として話題になってしまいました。テレビや新聞の取材が続き、私は「夢のような方法などない」と強調したのですが、人々の期待値は加熱していきました。

私はアジア地区のトレーナーズ・トレーナーとして指導しましたが、まだ眼科医だけが手術をしていたころには問題がなかったのです。ところが、お金の匂いを嗅ぎつけた美容外科系の施設が、突然に豊富な宣伝で患者を誘導してレーシック手術を開始し、多くの問題が起き始めました。

美容外科系の施設で手術を失敗し、網膜剝離などの合併症を引き起こされた患者さんが、今でも助けを求めて私の病院に来ます。彼らは異口同音に、「手術を受けた美容外科系のクリニックでは、良いことばかり言われ、『レーシックって簡単なんだ』と思っていました。深作先生から初めて、こんなに詳しいことを教えてもらったのです。早く本当の知識を知りたかった」と言います。失敗して初めて、自分の判断ミスに気付くのです。

私は患者さんに必ずこう言います。

「どんな薬でも、よく効くものには副作用もあります。手術も同じで、良い点だけでなく、ときにはマイナスに働くこともあるのです。患者さん個々に合わせた手術の選択と適用を考えてあげられるのが、本当のプロなのです。絶対にお金を得る目的で手術を適用してはいけないのです」

何度も言いますが、私は手術を決定するときには、すべての患者さんを「自分の家族だ」と仮定して、その前提で手術方法について決めていきます。目の前の患者さんが、自分の親なら、自分の兄弟なら、自分の子どもなら、いえ極端な話、患者さんが自分自身なら、どんな方法をとってほしいか。そこまで考えれば、どんな眼科外科医でも無茶はしないはずでしょう。

私は私たちがドイツで開発したこのレーシック手術が、本当の意味での正しい使い方をされることを心から願っています。レーシックは開発から24年が経ち、我々にとっては24歳になった子どものようなものです。決して夢のような方法ではないですが、かといって、全否定されるような悪い手術でもありません。

ただし患者さんは、レーシック手術においても、上級の腕を持ち、眼科外科領域全体の深い知識と経験を持つお医者さんを選ばなければなりません。そうすれば、メガネ要《い》らずの、裸眼での幸せな生活が得られます。

◇間違い⑥　レーシックは安くても大丈夫。安いところで受けたい、と思っていないか？

現在の最新のエキシマレーザーは、フライング・スポットという１ミリ弱の小さなスポットのレーザー照射を、コンピューター制御で動かして高速照射します。このレーザーが角膜を削り、望みの屈折を作ります。言わば角膜にコンタクトのカーブを作るようなものです。

このエキシマレーザーは、非常に高価で、１台で７０００万円ほどします。しかし、１回の照射エネルギーを抑えているので、他の水晶体や網膜には障害をきたしません。

一方で、２０００万円ほどの安いエキシマレーザーもあります。これは旧式のレーザータイプで、ブロードビームという大きなエネルギーを一気に角膜に照射するので、強いエネルギーが一気にかかります。このため、網膜剥離や白内障を起こすこともあり得ます。

レーシックを受けるような強い近視の患者さんは、眼が長くて網膜が伸ばされています。風船を膨《ふく》らませたときのことを考えてください。風船をどんどん膨らませると、風船の壁は薄くなってきますよね。

同じように、強度近視で眼が長くなると、内貼りの網膜は、伸びた風船のように薄くなってきます。つまり、ちょっとした衝撃で網膜に穴が開くことがあり得るのです。

網膜に穴が開けば、そこから水が網膜の下に入り、網膜剥離になることがあります。レーシック後の網膜剥離は、意外に多くあります。

もちろん我々のような、レーシックだけでなく、多くの網膜剝離を手術する医師の場合には、近視矯正手術を希望してきた患者に対しても、まずは網膜もくまなく検査します。もし網膜裂孔《れっこう》や網膜剝離があれば、まずはそれを治します。網膜の薄い患者なら、エネルギーをコントロールして、フライング・スポットで網膜に障害が来ないようにします。

最新のエキシマレーザーであれば、そうした施術に適しています。しかし、安物のレーザーはちょっと怖くて使えないのです。

レーシックであれば、同じことをするのだから、安いところでも大丈夫だろうと思うのは間違いです。もちろん、手術機器を使いこなす腕も大切ですが、手術機器そのものの性能も、とても重要です。安さを基準に選ぶことはやめたほうがよいでしょう。

◇間違い⑦　レーシック専門クリニックは、診察だけならタダらしいので、行くだけ行ってみようと思っていないか？

「診察だけなら無料」というキャッチコピーにひっかかって、美容外科系のレーシッククリニックに行く方がいます。しかし、一度その手の施設に入ると、出てくることができないと聞きます。手術を予約するまで帰れないようになっており、手術を前提に検査をされてしまうのです。これは私のところに泣きついてきた患者さんから直接聞いていますから、嘘ではありません。

また、「友達を紹介して、その友達もレーシック手術をすると、成功報酬として○万円を紹介者にキックバックする」という仕組みもあるそうです。美容外科などでもよくおこなわれると聞きます。よくあるキャッチセールスの手法ですが、人身売買かと思ってしまいます。

これらの行為は医療法では違反行為ですが、実態としては野放しなのを経営者は長年の経験で知っていますから、平気でおこなわれています。

以前、ある診療所でレーシック近視矯正手術をした多くの方々が、視力を失った事件がありました。そんな極端な事例でなくても、日本では、もともとは美容外科だったはずが、経営者が収入になると見込んで、大胆なレーシック手術の宣伝をして患者さんを集め、大量の患者さんの近視矯正レーシック手術をおこなっているところがあります。そしてその結果、予後の悪い患者が数多く生まれています。

医療法がありますから、こうしたクリニックはテレビなどでは派手な宣伝はできないのに、テレビ広告を違法に出すところもあります。さらに、さきほどのキャッチセールスなどによって多くの方がひっかかっています。絶対にそんな所でレーシックを受けてはなりません。

◇間違い⑧ レーシックで近視を治せば、近くも遠くもよく見えるようになると思っていないか？

視力検査は、遠方5メートルにある視力表を使っておこないます。近視の方は、もちろん裸眼ではよく見えません。ですから近視の方は「自分は眼が悪い」と思っています。ところが、手元の本などを読ませると、近視の方は裸眼でもよく見えるのが普通です。

そこで、近視を治すレーシック手術では、遠方をよく見えるようにするために、角膜のカーブをエキシマレーザーで変えます。すると遠方は裸眼でよく見えるようになります。

ところが、40代以降では、水晶体の厚みやカーブを変える調節力が落ちてきています（先にも述べましたが実際には20歳ごろより調節は落ち始めます）。この調節力が落ちて不自由になった眼を「老眼」というのです。もともとあった近視の眼では、調節しなくても近くがよく見えていたのが、近視矯正レーシックをおこなった後は、その方が老眼世代であると、遠くはよく見えるようになっても、今度は近くが見えなくなってしまうのです。これには注意が必要です。

実際に近視矯正（レーシック）手術後に、スマホの字や本が読めなくなることはありうるのです。ですから、手術前に現在の眼の調節力の検査が必要ですが、それをやっていない施設が多いのです。

この老眼世代のレーシック手術での解決策は、一方の眼を「遠くが見える」ように合わせて手術をし、他方の眼は近くに焦点を持ってくる。つまり一方の眼には近視を残すことが解決策です。この方法を「モノヴィジョン法」といいます。「モノヴィジョン法」も私が開発し、アメリカで発表し賞を得た方法です。

両方の眼で見れば、遠方と近方との両者にピントの合った像が見えて、脳に信号が伝わり、脳は必要な方の情報を選んで総合し、「近くも遠くもよく見えた」と解釈するのです。

◇間違い⑨　強度の近視が進んでいるが、遺伝もあるし病気ではないと思っていないか？

近視は、顔や容姿の違いのような、各々の人間のもつ特性のようなものだと言われることがあります。これは半分は正しく、半分は間違いです。

通常の近視は、20歳ぐらいまでには進行が止まります。近視は不便ではありますが、たしかに背が高い、低いといった特性と同じようなものと言ってもよいかと思います。

しかし、もし20代や30代で近視が進行するならば、それは「強度近視」という病気です。

眼の中の、水晶体の周りにある毛様体という部分に水を分泌する細胞があります。通常は、ここから眼の中に水が適度に分泌されることによって、眼の中の眼圧が保たれています。つまりこの場所が、眼の圧を一定にして、眼圧を高くも低くもないようにする、一種のバリアーなのです。

これがうまくコントロールできずに水が必要以上に分泌されると、眼圧が相対的に高くなることで眼に圧力がかかり、眼がどんどんと長くなってしまいます。これが強度近視という病気につながるのです。

先述しましたが、眼がとても長くなった状態とは、空気をたくさん入れた風船と同じようなものだと考えてみてください。伸びた風船は、薄いところから破けます。同じように、伸びた網膜は薄くなったところから裂けます。人間の眼でもっとも破けやすいのは、まずは周辺の網膜です。ですから強度近視の方は、周辺の網膜が裂けて網膜剥離にもなりやすいのです。

さらに、50代半ば過ぎぐらいに、網膜の真ん中が破けることがあります。強度近視性の網膜黄斑部の障害です。このダメージに対して、新生血管や変性が起きます。網膜の中心が裂けると、視力を回復することは非常に困難になります。つまり、眼球を長くする強度近視にならないように、眼圧を下げる治療が早くから必要なのです。

もちろん、強度近視の方は、見え方もたいへん悪いですから不便です。メガネでの強度近視矯正では不十分で、コンタクトレンズに頼りやすいのですが、先ほどのような問題（眼がどんどん長くなった状態）を抱えていますから、コンタクトレンズの長時間装用による眼のダメージも起きやすくなります。

このように、多くの問題を抱える強度近視の方々は、ぜひとも病気であるという認識を持つべきです。20歳を過ぎても近視が進む方の場合には、眼圧を下げる緑内障の点眼薬を使うことで、近視の進行をある程度抑えることができます。大切な予防的治療です。心あたりのある方は、ぜひしかるべき眼科で診てもらってください。

◇間違い⑩　眼球体操をすると眼がよくなると思っていないか？

何年か前に、ある精神科の医師がテレビで提唱しはじめた「眼球の体操」なるものがあります。眼を左右上下に激しく動かすことで、眼の健康と老化防止を図る、というものでした。ところがこれは、じつは眼の素人が雰囲気だけで考えた、とんでもない行為なのです。しかし、これを真《ま》に受けたかなりの中年女性が、眼の老化を防ごうとして、この運動を実行してしまいました。

結果はどうなったかというと、この運動によって眼の中の硝子体線維が強く揺れ、その線維の端に付着した網膜が引っ張られて破け、網膜剥離になる方が続出しました。

眼を激しく動かして硝子体線維が揺れると、線維が引っ張っている網膜がより強く引っ張られます。この力が網膜周辺部に網膜の裂け目を作るのです。さらに、この運動を続けることで、その線維の断端にある網膜の小さな裂孔が引っ張られ、より大きく裂けます。そして、裂け目から眼の中の水が網膜下に入り、網膜剥離が起きるのです。

中年以降の方は、硝子体が収縮して水と入れ替わっていますので、とくに硝子体線維が揺れやすいのです。この硝子体線維は網膜に線維を張っているため、揺れが網膜剥離につながります。

現に私のクリニックには、その運動を真面目におこなって網膜剥離になってしまった中年の患者が何人もやってきました。網膜剥離の緊急手術を何件も実施して治療しています。ま

激しい眼の運動と網膜剥離

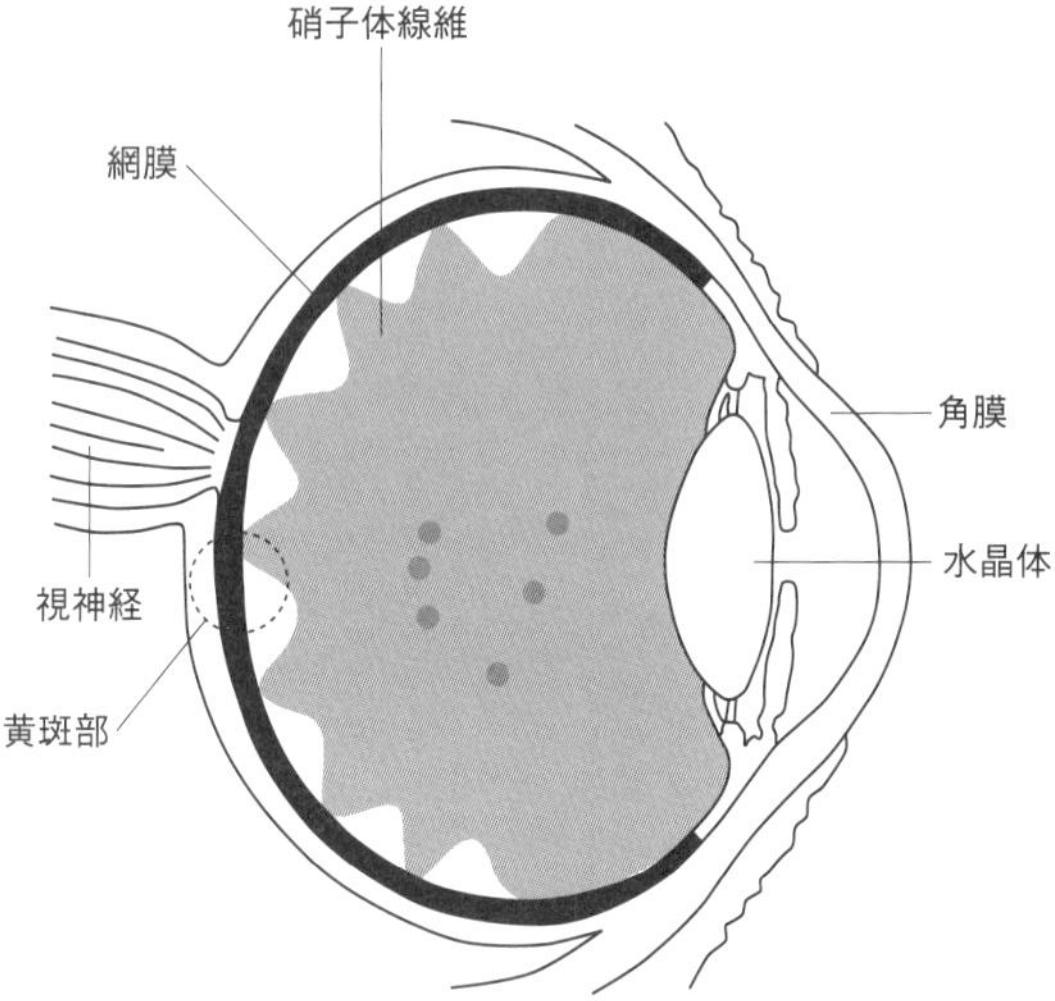

硝子体線維をグレーで表している。これが黒で表した網膜に付着している。目を激しく動かすと硝子体が揺れ、網膜に張った枝が引かれ、網膜を小さく破く。これが大きな穴となると網膜剥離となる。

ったく人騒がせなデタラメ運動療法です。ぜったいにこんなことはおこなってはいけません。しばらくして、この眼の運動が下火になったと思ったころに、こんどはまた別の一般向けの本で、この眼の運動が紹介されていました。何やら、「眼の運動の日めくりカレンダー」なるものらしく、そんなふうに眼を駄目にするような本やカレンダーが、けっこう売れているらしいのです。世も末です。

そんな本を信じて網膜剝離を起こしてしまった患者は、反省しなくてはなりません。そしてそんな犯罪のような本を書いた著者は、売れればよいと思っているのかもしれませんが、自分の犯した罪を自覚しているのでしょうか。不思議で仕方がありません。

正直言って、そんなものを信じて起きた障害の後始末など、本当はしたくはないのです。ただでさえ、(自分のせいではなく)網膜剝離になる患者が溢れ返っています。インチキ情報を真に受けて、間違った運動で網膜剝離を起こした患者を結果的に守ってやることは、インチキ情報を書いて印税を得ているその著者を守ることにもなり、まっぴらごめんだとの思いがあります。出版社も売れれば良いなどとせずに、そんなインチキ本を出す罪について、もっと考えを向けて頂きたいのです。

一般の人にとっては、「眼を激しく動かすこと」は、「走ることで健康になる」のと同じ類《たぐい》の運動だと思えるのでしょうが、激しく眼を動かすという行為は、眼の中の硝子体線維を激しく揺さぶる行為であり、眼の健康増進や眼の老化防止などにはまったく役に立たないばかりか、網膜剝離の原因にすらなることを、ぜひ肝に銘じていただきたいと思います。

70歳以上で亡くなった方々の眼の解剖のデータがあります。70歳以上の人の網膜の90％以上には、周辺部に網膜の穴がありました。このような状態で、眼を叩いたりこすったり、激しく動かせば、硝子体線維の揺れが網膜剝離につながることは明白です。中年以降の人はとくに、ぜひ覚えておいてください。

◇間違い⑪「〇分で目がよくなる」「目が疲れたらマッサージをするとよい」などというタイトルや内容のお手軽本を信じていないか？

運動だけでなく、「〇分で目がよくなる」と称して、眼やその周辺部分をマッサージしたり、叩いたり、こすったり、温めたりする方法が述べられている本があります。これも不思議なことで、そんないい加減な本が売れているようなのです。

私からすれば信じられないような内容のそうした本が売れていると聞いて、書店で見てみました。とんでもない内容です。決してその通りになどしてはいけません。

毒にも薬にもならない内容なら、私も気にしません。ところが、その通りのことを真面目にやると、眼に障害が起きる可能性が有るのです。ですから、看過できないのです。

さきほども書きましたが、眼は「むき出しの臟器」です。眼は光をできるだけ直接、中に取り込むために、「むき出し」のままであり、骨には守られていません。外からの力に対してはまったく無防備なのです。

このような眼に対して、花粉症やアトピー性皮膚炎などの方が、眼をこすったり叩いたりすることで眼に障害が起こることは、すでに述べました。

眼の運動やマッサージの類も、じつは同様なのです。実際にそこに書かれていることを真面目におこなった読者に、白内障や網膜剝離になる方が出てきているのですから、見逃してはおけません。

どうやらこうした本は、一見、東洋医学的で民間療法的な匂いを出して、なんとなく雰囲気で眼によさそうなことを提唱しています。先ほども書いたように、それが毒にも薬にもならないような内容であれば私も無視します。しかし、このような眼への刺激は、じつは大いに毒になるのです。患者の眼を潰《つぶ》すような病気を引き起こす可能性があるのですから、放っておけません。

私は西洋医学としての眼科外科の認定専門医ですが、同時に、日本東洋医学会の認定専門医でもあります。眼の周りのツボなども含めて、完全に専門家としての知識を持っています。そんな私からすれば、このようなお手軽本の言っていることは完全にデタラメです。

健康を得るためのものに、お手軽なものなどないのです。お手軽本など信用しないことが、自分を守る一番大事なことと知るべきです。お手軽なことではなく、不都合なことに真実はあるのです。

◇間違い⑫　眼は水で洗うのがよいと思っていないか？

しつこくくり返しますが、「眼はむき出しの臓器」です。みなさんが、眼に良いことを考えるときには、これが非常に大切なポイントです。むき出しですから、外からの刺激に弱いのです。この「外からの刺激から眼を守る」ことが、何より重要です。

たとえば、学校のプールなどには、眼洗い場が付いていることが多いですね。でも、水道水で眼を洗うのは駄目です。よっぽど眼にゴミが入った時以外は、眼というものは洗ってはいけません。

なぜかといえば、まず、涙の成分の中の油性分や、ムチンなどの角膜を守ってくれる成分が洗い流されて、角膜が傷みます。また、水道水も無菌ではありません。浄水場を通ってきて、消毒もされているのだから、きれいだろうと思われると思いますが、一定の菌数以下というだけですので、無菌ではありません。地方によっては、アメーバー原虫もいます。ですから、眼は水道水で汚染されると考えてください。

テレビのCMなどで、「花粉症では眼を洗いましょう」などといって、ホウ酸水などで眼を洗う容器が宣伝されています。これも「とんでもないこと」です。眼の大事な油層や角膜保護成分を洗い流し、眼に汚い「汚染液」をいきわたらせることになります。私からみたら冗談としか思えません。こうした薬もどきが、眼の病気を増やしています。

地方の眼科医院で、眼を洗っている所があります。毎日来院させては、濃盆《のうぼん》を眼の下にあてがって、看護師がホウ酸水で次々と洗っているのです。患者にすれば気持ちが良いのでしょうが、眼の有用な成分が洗い流されるので、眼の病気はかえって治らなくなります。

その結果、患者は毎日その医院に通い、一人の医師で患者を300人も診ているそうです。「生かさず殺さず」といった皮肉な状況です。怖いものです。患者さんにはぜひ、正しい情報を知って、自らの眼を守っていただきたいと切に思います。

あえて「眼を洗わなければならない」状況を挙げるとすれば、眼の中に異物や埃《ほこり》が入ってしまった時には、洗わざるを得ないこともあります。しかし、避けたいことにはかわりありません。これを防ぐためには、埃やチリの多い場所ではメガネをかける、さらに、可能であれば大きめのメガネであれば、より効果的です。

◇間違い⑬　水泳でのゴーグルは、選手以外はいらないと思っていないか？

水のことで言えば、プールで眼を守ることもとても大切です。

たくさんの人が泳ぐプールの水は、とても汚染されています。まさか、無菌だと思っている人はいないとは思いますが、とはいえ、それほど汚くもないと思っている方も多いのではないかと思います。

プール、そして海や湖の水泳場などには、細菌の数の基準はありますが、無菌ではありません。一定の菌数は許可のうちです。そして、このバイキンの数を増やさないように、水の中に塩素系の薬剤を入れて消毒しています。

塩素は言うまでもなく、眼の角膜を傷害します。もしもゴーグルもしないで、直接プールの中で眼を開けようものなら、眼の角膜が、「汚染され、かつ塩素を含んだ水」と直接触れるのです。

このとき、眼の角膜に少しでも傷があれば、細菌はそこから眼の中へ入り込もうとします。また、角膜は細胞でできています。この生きた細胞は塩素にも弱いのです。裸眼でプールで泳いだあと、眼が痛くなり、外に出たときには真っ赤になっているのを見ることもあるでしょう。細菌を殺すためにプールの中へ入れる塩素ですから、普通の眼の角膜の細胞に対しても、当然ながら毒性が強いのです。

ですから、プールで泳ぐときは必ず、裸眼は避けて、水泳用のゴーグルをつけて泳いでください。

そして、プールから上がったら、ゴーグルをつけたままシャワーを浴びて、そのあとにタオルで拭いてからゴーグルを外せば、眼は汚染から守られます。プールサイドに水道水で眼を洗う装置があっても、眼は洗ってはいけません。眼を洗うとかえって眼の病気になりやすくなることは、すでに述べた通りです。

学校の先生も、最近では理解が深まっていることと思いますが、それでもいまだに水泳用のゴーグルを贅沢《ぜいたく》品、もしくは恰好《かっこう》つけのためのものだなどと捉えている教師もいます。

ゴーグルはむき出しの弱い臓器である眼を、プールの汚染された塩素水から守る大切な道具です。公共のプールの中で顔を浸《つ》けるのであれば、眼を守るために必ず、水泳用ゴーグルを付けてください。

◇間違い⑭　ブルーベリーは眼によいと思っていないか？

ブルーベリー伝説

眼によい食べ物として、ブルーベリーがさかんに宣伝されています。また、ブルーベリーから作ったサプリメントもたくさん売られています。しかし、その効果については、じつはエビデンスがありません。

ブルーベリーのサプリメントの研究については、アメリカの国立衛生研究所ＮＩＨ(National Institutes of Health) での研究が、比較的信頼の高いものです。しかし、エビデンスとしては完全ではありませんし、市販のサプリメントは、実際にはかなり効果の怪しいものが多いと思います。

たとえば、巷《ちまた》ではビルベリー（ヨーロッパのブルーベリー）のアントシアニンが良いと盛んに宣伝されています。この説のそもそもの始まりは、第二次世界大戦中の空軍パイロットの話にさかのぼります。

当時は夜間も有視界飛行でした。つまり夜もよく見えないと困るのです。そのために、眼に少しでも良いかもしれないと、ビルベリーのジャムを食べていたのです。

実際には、ビルベリーには抗酸化作用があるのは分かっていますが、眼の健康に良いかもしれないという程度の希望的な観測だけで、効果は証明できていません。ブルーベリーを嗜《し》好品《こうひん》としてとることは問題ありませんが、眼への栄養効果を期待するなら、意味はないでしょう。

しかし、他の物質のはなしですが、NIHの研究では、別のサプリメントで、加齢黄斑変性の予防的効果があるという報告があり、これは可能性があるとは思っています。

網膜にあるカロテノイドの一種であるルテインとゼアキサンチンは、加齢黄斑変性に重要な予防効果がある可能性があります。この二つの物質は、生体内では合成されず、野菜や果物から摂取しています。

網膜の黄斑部は、ものを見るのに最も重要な場所です。この中央部にはゼアキサンチンが多く、黄斑部の周辺にはルテインが多くあります。これら黄色の色素であるカロテノイドは、活性酸素を消去することで黄斑部の障害を抑制できる可能性があります。活性酸素とは、体内に入った酸素の一部が変化して活性化したもので、細胞の障害性があります。黄斑部はこの活性酸素の障害を受けやすく、これが加齢黄斑変性を引き起こします。

つまり、ルテインとゼアキサンチンは、これらの黄斑部にある活性酸素の消去剤として働いて、黄斑部を障害から守る作用が期待されます。

さらに、最近はご存知の方も増えていると思いますが、現在、多くの人々が晒《さら》されているLEDライトや、パソコンやスマホの画面から出るLED由来の短波長の高エネルギーであるブルーライトは、網膜を障害することが報告されています。ブルーライトは可視光の中で最も短波長・高エネルギーであるため、眼の表面だけでなく、眼の奥にまでダメージが及びます。テレビ、パソコン、スマートフォンなどに使用されるLED液晶から大量に放出されているものです。

黄斑部の黄斑色素の主な目的は、傷害をもたらすブルーライトの遮光《しゃこう》による光保護機能です。植物やサプリメントで摂取されたルテイン、ゼアキサンチンは、小腸から吸収され血液を通って黄斑部に集まってきます。このカロテノイドは黄色い色素の役割を果たし、反対色であるブルーの短波長を吸収遮断する役目を果たします。ですから、ブルーライトの遮光により、黄斑部の視細胞である錐体《すいたい》細胞などを守る可能性があります。

さらに脂質が、網膜にある錐体細胞や桿体《かんたい》細胞を守っていることは分かっています。とくに大切なのが、抗酸化作用もあるDHAやEPAといった魚に含まれる脂質で、一般的にはオメガ3とも呼ばれている油です。

これも、なかなか魚から摂《と》りにくい人のために、カプセルで薬として出されています。幸い保険適用でもありますので、EPAとDHAの両方が入っている、例えば武田薬品のロトリガなどを処方してもらうと良いと思います。

さらに、抗酸化作用が眼を守ると信じられています。これについてはエビデンスはないのですが、アメリカでは、βカロテン50㎎、ビタミンC500㎎、ビタミンE40国際単位を内服することで、視力を守れるかどうかの大規模な調査研究もされました。

また、他に抗酸化作用があるものとして、ターメリックも良く使われており、やはり眼を守るとされています。

とはいえ、サプリメントのかたちで摂取するよりも、緑黄色野菜をたくさん食べて、これらの抗酸化作用のある栄養分を摂るほうが吸収率もよいのです。

さらに、まだ分かっていないサプリメントの副作用を考えると、サプリメントは必要以上に摂取しないほうが良いと私は思います。

◇間違い⑮　スマホやＰＣばかり見ているが、若いから大丈夫と思っていないか？

前の項でも書きましたように、パソコンやスマホの画面から出るブルーライトやＬＥＤ光は、非常に問題です。紫外線に近い性質の短波長の高エネルギーであるブルーライトは、網膜を障害することが報告されています。ＬＥＤ液晶から大量に放出されており、眼の表面だけでなく奥にまでダメージが及びます。このため、若いときから十分に注意する必要があります。

この短波長のブルーライトから網膜を守るためには、短波長を吸収ブロックする黄色の色素を含む保護用メガネが有用です。黄色は青の補色にあたり、ブルーの短波長を吸収遮断する役目を果たすのです。

このメガネは自然の短波長光線にも防御効果があります。私自身も、車の運転やゴルフのプレーの際には、こうした保護用メガネを使っています。

◇間違い⑯ 「老眼を治すメガネ」というのを信じて使っていないか？

最近、「1日5分かけるだけで、老眼を治すというメガネが書店で売られているのを見ましたが、効果はあるのですか？」という質問を受けました。見てみると、筆者は「内科医で眼科医」だとあります。眼科医は本質的に外科医であり、そんなお手軽になれるものではないのですが……。本当の眼科医なら、こんな本は出しませんね。

これは「穴あきメガネ」というもので、メガネにいくつかあけられた小さな穴から外を眺めるようになっています。「ピンホール効果」を狙ったもので、昔から知られています。

ピンホール効果というのは、入ってくる光を少なくすることで、網膜上のズレを少なくすることです。入ってくる光は少なくなるために暗くなりますが、ぼけた感じは少なくなります。人によっては、良く見えないときに眼を細めますね。これもピンホール効果を狙って自然にやっていることです。

少し暗い中で、近くの文字を見ようとすると、老眼の方はとても見えにくいものです。暗いと、光を多く入れようと、瞳孔が開いてきます。そうすると、水晶体レンズによって焦点をしっかりと合わせられない場合、つまり老眼の場合は、ぼやけて見えるのです。

老眼で水晶体の調節力が不足している方は、対象物から出るか、反射してくる光が、瞳孔を開いているときのような広い範囲から入ってくると、光の屈折力が不足しているために、映像が網膜上でずれて広がり、良く見えない状況となります。

一方で、昼間の強い光の下や、夜でも読書灯を強い光にすると、瞳孔が縮瞳して、老眼の方でも見やすくなります。この瞳孔が縮瞳している状況が「ピンホール効果」なのです。

この瞳孔を絞った状況では、入ってくる光は、細い、開き角度の少ない光線となりますので、水晶体で屈折調節しなくても、光は網膜上で広がらないので、結構良く見えます。老眼だけでなく、近視の方などでも見やすくなります。さきほども書きましたが、近視の方が遠くを見ようとして眼を細めるのは、このためです。

この「ピンホール効果」は、当然ながら、調節不足の老眼の調節力を増やすわけではないので、「老眼が治るわけではない」のです。また、入ってくる光の量が少ないですので、当然暗く見えます。さらに、調節してピントを合わせたわけではないので、全体にぼんやりと見えるだけです。しかも、穴あきメガネの穴の位置が瞳孔にピッタリでないと見えないので、こんな付録の穴あきメガネでなく、自分の瞳孔の位置に合わせて、ボール紙に小さな穴を針で刺して作れば良いのです。数十円で済みます。

もしも、この「ピンホール効果」を本当に効果的に狙いたいのならば、両眼か片方だけでも、縮瞳《しゅくどう》するための点眼薬のピロカルピン（商品名：サンピロなど）を使えばよいのです。

当院でも、他院の近視矯正手術で過矯正になり、近くが見えなくて困った患者に使用することがあります。ただし、縮瞳するので暗く見えます。良い点は、暗く見えるのが嫌ならば、点眼をやめるか、片方のみにするか、薄い点眼薬にするか、などを自由に選べることで、効果的でありながら、障害は残りません。

また、話題を広げますと、ピンホール効果を狙った老眼のための手術方法もあります。これは、角膜のポケットに老眼治療用リングを入れる手術です。

直径3.8ミリの薄い焦げ茶の膜で、真ん中に直径1.6ミリの穴があいているものを、透明角膜の中央に移植する手術です。これは、老眼手術といっても調節が回復するわけでもなく、ピントが合うわけでもない、単なる「ピンホール効果」だけです。ですから、見え方はぼんやりしていて、滲《にじ》んだ見え方にもなりますので、この手術をもって「老眼が治る」と説明するクリニックがあるとすれば、困ったものです。現実に老眼が治ると期待した方はがっかりします。

また、矯正視力はかえって落ちますので、本当の意味での見え方は悪くなります。しかも、この穴あきの薄い膜（アキュ・フォーカス・リング）という異物を摘出しても、角膜には白濁が残りますので、視力回復はできなくなります。この手術をするクリニックでは、「後で取り出せるから安全だ」と説明したそうですが、現実は、裸眼視力も矯正視力もともに落ちてしまってから、やっと当院に助けを求めてきているという具合です。

この角膜の中に入れる「角膜インレイ」という方法は、ほかにも凸レンズを入れる方法がありますが、どれも現実にはぼやっとした見え方になってしまい、結局は患者は良い視力を失ってしまうのです。現状では、やってはいけない手術の一つです。

結論としては、「ピンホール効果」を狙いたいのであれば、穴あきメガネなら、自分で自分の眼の位置に合わせてボール紙などに針で穴を開けるのを作って試してみてはどうですか。でも、これは遊びの範疇《はんちゅう》です。実用的とは言い難いです。

じつは、あとで（白内障の項で）ご紹介する画家モネの時代、１９２０年頃には、良い方法がなかったので、この「穴あきメガネ」を眼科医が処方していた時代があるのです。こんな１００年も前の方法を、現代でも「老眼が治る」などと言って出版するのは、理解できません。しかも、１００年前でも、「老眼が治る」などとはもちろん言っていません。昔の医師の方が賢かったのですかね。「ピンホール効果」を実用として使うならば、もっと医学的に効果的な、点眼薬の「ピロカルピン（サンピロ）」を使用するのが良いでしょう。

（3）メガネ・コンタクトをめぐる大間違い

◇間違い① コンタクトレンズは安全だと思っていないか？

コンタクトレンズは長時間使用してはいけない

本来、コンタクトレンズは医療材料です。ですから、コンタクトをつけている方には、自分が「患者だ」という意識をもっていただきたいと思います。

なぜここまで強く警告したいかというと、たかがコンタクトレンズでも、使用の仕方によってはやはり、多くの問題を起こすことがあるからです。

そもそも、コンタクトに向いていない方も多くいます。コンタクトレンズは、涙に「浮いている」ようなものですので、涙の分泌の少ない人にはもともと向いていないのです。

また、よく「コンタクトレンズは酸素透過性が70％と高いので、つけっぱなしにできます」「眼に優しい材料なのです」などと広告しています。しかし、いいですか。販売する側の目的は、治療ではなく「売ること」なのです。儲《もう》けのために会社が言っていることは、まずは疑わなければなりません。

酸素透過性という言葉は、コンタクトレンズの工場出荷時点での値に過ぎません。コンタクトレンズを眼につけて使っていると、タンパク質や油やカルシウムや汚れが付着して、酸素透過性もどんどん悪くなります。

そして、酸素が十分に黒目の角膜に行き渡らなくなります。すると、角膜の表面の上皮という皮膚のような皮がまず傷み、表面の細胞が死にます。細かい傷がたくさんできます。こうなると、通常はごろごろしたり、眼が赤くなったりするのですが、メーカーの宣伝を鵜呑《うの》みにして「眼に優しい」コンタクトレンズをつけていると思い込んでいますから、そのまま一日中つけてしまうのです。

コンタクトレンズの原則をいいます。まず、長くても8時間以内の装用にしてください。

そして、装用中でも、眼に異常――痛いとか、赤いとか、見えにくいとか、目やにが多いなど――があれば、すぐにコンタクトレンズを外してメガネに代えてください。「眼に優しいコンタクトレンズなどない」のです。

たとえば、角膜の表面に傷ができました。でも気づかずに、そのままコンタクトをつけたままにしたとします。とくにレンズがソフトコンタクトですと、傷を覆ってしまい、痛みを感じにくくなります。これがまずいのです。

角膜表面の傷は、細菌感染を起こすことがあります。細菌は人間の細胞の壁を溶かす物質を出します。このため、コンタクトをつけっぱなしにしたままだと、角膜細胞の壁が溶かされ、小さな穴が開きます。そして、この小さな穴から細菌が眼の中に侵入して、眼の中に細菌が広がって増えていってしまうのです。

また、コンタクトレンズは、角膜内皮細胞を障害する可能性があることを知っておいてほしいと思います。蜂の巣のような形になっている角膜内皮細胞は、再生しないのですが、酸素不足になると死んでしまいます。細胞が死ぬと、となりの細胞がのびてきて、大きくなります。すると、角膜は濁ってきます。内皮細胞のポンプ作用（角膜細胞の水を押し出す作用）がなくなるためです。こうして角膜混濁《こんだく》が起きると、角膜の移植手術が必要になる場合もあります。

コンタクトはこうした怖い状況を引き起こすものであるということをよく知ったうえで、できるだけ長い時間使わないように気をつけなければなりません。もちろん、こうした状況に必ずなるわけではなく、可能性があるというだけですし、また個人差もありますが、ただ、可能性があるということを知らないと、危険な使い方を平気でしてしまうことになります。

１日８時間まで、という原則を覚えておいて、できるだけ守るようにしてください。仕事の間じゅう、つけっぱなしなのであれば、８時間を超えたらメガネにするとか、家に帰った後や休日は、できるだけメガネをつかって眼を休ませてあげることが大切です。つまり、障害を受ける可能性がある「医療材料」だという意識を持たないと、とんでもないことになるということを知っておいてほしいのです。また眼科外来で定期的に角膜内皮細胞を撮影して、内皮細胞密度が減っていないかどうかを測定してください。

どうしてもコンタクトを長時間使わなければならないような方には、近視矯正手術の一つとして、ＩＣＬ（Implantable Collamer Lens）という、眼のなかにレンズを入れる方法もあります。Collamer というのは、コラーゲン様の、という意味で、眼のなかの虹彩の後ろにコラーゲンでできたレンズを移植します。

ただ、この方法も白内障になる可能性もあります。ですから、夢のような方法はないのですが、このICLはけっこう良い方法だと思います。ほかにも、アルチザンレンズというものもあり、これは虹彩に蟹のツメのような部分をはさみこんで入れるレンズです。これもよく施術します。

もちろん、これまでにも少し述べた多焦点眼内レンズ移植や、レーシックも、良い腕を持った医師によるものであればおすすめです。しかしどれも夢のような方法ではなく、一長一短はあります。

◇間違い② ドライアイでも、ソフトコンタクトなら大丈夫と思っていないか?

ドライアイの人のコンタクト使用は要注意!

ドライアイとは、涙の分泌量が減り、涙の質が低下することによって、眼の表面を潤《うるお》す力が低下した状態をいいます。日本では約800万~2200万人のドライアイの患者さんがいるとされ、事務職の3人に1人がドライアイという報告もあり、年々増加傾向にあります。

ドライアイの原因はいくつかあります。

一つには、免疫応答の問題があり、涙の分泌が少なくなる原因としては、シェーグレン症候群などがあります。また、角膜の感覚を司《つかさど》る三叉《さんさ》神経が障害を受けて、感覚が鈍くなり、涙の分泌が少なくなることがあります。

この身近な例として、レーシック手術では角膜を薄く切り取ってフラップというものを作りますが、角膜フラップを作る際に三叉神経の断端を切断するために、角膜の知覚が3か月ほどおかしくなります。このために涙の分泌が悪くなりドライアイになるのです。

涙の分泌が少なくなると、角膜の表面が乾燥して、表面の細胞が障害を受けます。「びまん性表層角膜炎」という状態で、結構痛くなったりします。

表層の角膜細胞がさらに障害されると、角膜が濁ってきて視力が落ちることもあります。そのまま放置すると、障害を受けた角膜に細菌などが付いて、角膜炎を起こすこともあります。角膜炎は角膜を溶かして穴が開き、眼内炎を起こし、失明に至ることもあります。

さらに多い例が、さきほども述べた「コンタクトレンズの長時間装用」です。コンタクトは涙で潤っている必要がありますので、ドライアイの患者はコンタクトレンズ装用には基本的に向いていないのですが、ドライアイの人の中には、角膜の違和感をなくそうとして、ソフトコンタクトレンズを包帯代わりのような感覚で装用する人がいるのです。

もちろん、そうなると角膜はかえって悪くなります。表面の障害が、角膜の実質までおよび、穴をあけることがあります。角膜に違和感を感じたら、コンタクトレンズ装用はかならず止めてください。

ドライアイになりやすい人

それでは、どんな人がドライアイになりやすいでしょうか。

まず高齢者に多いです。年齢により涙の分泌が減り、涙の質も低下します。

性別では女性がなりやすいです。また、事務職の方に多いのは、パソコンなどの画面を見続け、かつ、あまり瞬《まばた》きをしなくなるからです。

部屋の環境も大事で、エアコンの効いた場所は、たいていは同時に乾燥もしているので、加湿器が必要でしょう。

コンタクトレンズ装用者は、ドライアイについてとくに注意する必要がありますが、喫煙も、血管収縮作用のあるニコチンが眼にとって最悪の毒物ですし、煙には一酸化炭素が多く、角膜が酸欠状態になります。

また、薬の服用によっても涙の分泌が下がります。抗コリン作用のある高血圧薬や抗がん剤でもドライアイは悪化します。点眼剤も、アルコール系の保存剤が入っているので、かえって角膜上皮障害をきたすことがあります。

油を分泌するマイボーム腺がつまると、油層が不足しますので、つまりを通してやると良くなります。老化現象で結膜がたるんでいる人も、刺激でドライアイになりやすいものです。

眼科での検査は比較的簡単で、涙の分泌を見るシルマーテストや、角膜表面をフルオレッセイン液で染めて、表面の障害を見ます。

治療には涙のムチン分泌を増やす点眼剤や、乾燥を防ぐ点眼剤もあります。環境の湿度を上げる加湿器も有効です。メガネで乾燥を防ぐやり方もあります。

手術としては、涙が涙点《るいてん》から流れ出ないように、涙点プラグという小さなふたをして、涙の出口を塞ぐ方法や、手術で涙点を塞ぐ方法もあります。

単純ですが、意識的に瞬きの回数を増やすのも効果的です。事務仕事の合間に治療用点眼薬をさして、眼をしばらくつぶって休憩したり、お湯につけて絞ったタオルで眼を温めても良いですね。

試しに、眼を10秒以上開けられるかどうかやってみてください。乾いた感じがして眼が痛くなって、開けていられなくなるようであれば、あなたはドライアイかもしれません。しかし、治療を正しくすれば心配はいりません。

◇間違い③　コンタクトレンズは安売りの専門ショップで買って、眼科検診はそこでついでにしてもらえば良いと思っていないか？

コンタクトクリニック乱立の理由

大都市にいくと、大きなビルごとに眼科が入っているような状況です。たとえば私の開業している横浜駅近くの場合、駅の周りだけでも30以上の眼科があるでしょう。しかし、そのほとんどは「コンタクトクリニック」です。

医療法では、コンタクトは医師が扱うべき医療材料とされています。しかし実際には、メガネ店やコンタクト会社のお店でコンタクトを扱って、宣伝して売っていることが多いものです。ただ、医療法上の体裁を整えるために、診療所としても届け出て、形だけ医師を雇って、コンタクトの付き具合（フィッティング）を見た後に、形だけ眼を診てもらいます。

つまり多くのコンタクトクリニックは、「メガネ屋さんに医師が雇われている」状態なのです。本来、眼科医は「外科医」なのですが、コンタクト屋さんの診療所では、未熟な、もしくは眼科医ではない医師が、形だけ眼を診ていることが少なくありません。

このコンタクトクリニックの問題は、実は根深いものがあります。

そもそも、コンタクトレンズの材料費は数十円です。原価など知れています。つまりコンタクトレンズのメーカーは、数十円のものを数万円で売っているのです。もちろん、その中には、メーカーの研究開発費が上乗せされてはいますが、高い値段のもう一つの根拠は、以前は、医師が診療する際の医療サービス費も代金として含んでいるからということでした。

ところが開業医たちが、「メガネ屋にコンタクトを売らせるのはけしからん」「診療所での診察を経ないとコンタクトは売らせないようにしろ」と、厚生省にねじ込んだのです。

ところがこれはまったく裏目に出ました。今度はコンタクト屋が、診療所を併設してきたのです。コンタクトのお店とは入口を別にして、「保険診療をしている」ということで、別に診察代金を取るようになりました。コンタクトの料金は高いままです。

さらに、コンタクト屋のほうでは、店舗とは別に診療所の入口を作ることができましたが、街の小さな眼科診療所のほうでは、コンタクトを販売するためには、お店と診療所の入口を別にしないといけないのに、小規模診療所なので入口を別に作れないのです。

結局、町医者がコンタクト販売のもうけ話を自分たちに奪《うば》い返そうとしたことによって、かえって自分たちではコンタクトを扱えなくなる、という、皮肉な状況となりました。

コンタクトの話題にもどりましょう。要するに、コンタクトレンズ販売は、お店にとってはすごい利益率なのです。原価数十円のものを、仮に2万円で販売したとします。半額の1万円で大売出しと広告を打って、それに飛びついた人に、併設の診療所で診療代金を取り、かつ1万円をもらったら、広告費をいくら打っても十分利益が上がります。どんどんと売りつけるわけです。

コンタクトクリニックでの診療はザルだと思え

もうお分かりでしょう。コンタクトレンズ販売は、未熟な診療所を併設したコンタクトクリニック兼メガネ屋での販売が普通となっているのが、日本の現状です。このために、質の悪い眼科診療所が駅の周辺に乱立してしまったのです。

しかし、一般の方は、こうした事情を知りませんから、コンタクトクリニックでいいかげんな診察を受けて、「とくに問題がありませんよ」と言われた言葉を信じてしまいます。その結果、緑内障などが手遅れになる例が多発しています。

コンタクトクリニックは、もともとコンタクトレンズを販売するためだけにできた診療所なので、眼科の検査を充分にできるだけの機械はそろっていません。また、眼科の研修医がアルバイトで診療所に勤務したり、眼科医かどうかも怪しい医師がいることもあります。本来は皮膚科の医師が、コンタクトレンズを診る、もしくは形だけ診るふりをする場合さえもあります。

もし仮に眼科医だったとしても、真に優秀な眼科医であれば、コンタクトレンズ診療所に勤めたいとは思わないでしょう。ですから眼科医であっても、引退した医師や臨床経験が不足している医師のアルバイト先になっていることが多いのが現状です。

診療所という形をとっているし、待たされることもあまりないので、あえてこうしたクリニックで診てもらうという人もいます。しかし、待たされない理由は、現実には流行《はや》っていないからですし、また、簡単な診療しかせず、治療を求めていない患者しか来ないので、待たされることもないのです。あなたの大切な眼を、そんな適当な診療所にまかせて、ぞんざいに扱ってはなりません。

眼科外科は、この本では何度も述べていますように、世界では医師の頂点とされるほど、習得が難しい科です。眼だけでなく全身についての知識も深くないと一流にはなれませんし、診察も確実に出来ません。また、眼は脳の一部でもあり、眼の細胞の中には、一度死んでしまうと再生できない細胞も多いのです。ぜひ、いいかげんな施設でよしとするのではなく、最高の施設を探す努力をしてほしいものです。

◇間違い④　コンタクトレンズは保存液に入れておけば安心、水道水でも洗浄できる、などと思っていないか？

先ほど、コンタクトレンズは決して安全なものではないということについて述べましたが、コンタクトは手入れがいい加減な方がいることも問題です。

まず、できれば2週間装用タイプなどは使わないでください。そうしたタイプの場合、レンズを外した後は保存液に入れるのですが、この保存液が問題です。保存液に入れておけばタンパク質も除去でき、清潔にできるとうたわれているそうですが、本当にタンパクを分解して細菌を殺せるなら、その液につけたコンタクトをそのまま眼に装用したら、眼の細胞が死んでしまいます。

つまり、実際には保存液は水と一緒です。信頼などできないのです。

この保存液を買わずに、水道水で代用する人もいます。しかし、何度も言っていますが、水道水には当然雑菌が含まれていますし、地方によってはアメーバー原虫もいます。私が診た四国と北陸の患者は、水道水を保存液代わりに使って、このアメーバー原虫による角膜炎にかかり、眼が真っ白になり、ほとんど見えなくなりました。早急に角膜移植をする必要が出てきてしまったのです。

しかし、日本では良い角膜はまず手に入りません。角膜提供者が少ないのと、提供者がいたとしても、お葬式が終わってから角膜を摘出することになっているようで、それでは角膜は腐ってしまいます。患者も地元の大学病院に行ったところ、角膜の提供は数年待ってもあるかどうかわからないので、あきらめてくださいと言われたそうです。

一方、アメリカでは、死亡後、可能であれば2時間以内に角膜を摘出します。そのあとは義眼を入れてお化粧を施しますので、お葬式も問題なくできます。また、提供者の血液から、感染症の有無もすぐにチェックされます。そもそもアメリカには、アイバンクは専門のスタッフがたくさんいるのです。私の使う全米4大アイバンクの一つは、巨大なビルに研究施設やクリニックもあり、医師や技術スタッフが多くいます。

日本ではそうした専門のスタッフがいるアイバンクはなく、ライオンズクラブなどがボランティアで運営している状況です。提供者が少なく、時間が経ってやや腐っているだけでなく、血液検査もされていません。ですから梅毒や肝炎、エイズなどの感染症があっても分からずに、移植によって感染する可能性が出てしまいます。

先にも書いたように、私はアメリカのアイバンク関係者を多く知っています。このため、私の施設はアメリカの施設としても認知されており、角膜を請求すると、とくに良い若い角膜を即座に送ってくれます。アメリカでは毎年約6万人（12万眼）以上の角膜提供者があるので、かなり当院の要求を聞いてくれて、最高の角膜をすぐに送ってくれます。そのため、この四国と北陸のアメーバー原虫による角膜炎の患者に対しても、無事角膜移植術をすることができ、何とか視力を取り戻しました。

話が長くなりましたが、コンタクトレンズの手入れを甘く見てはいけません。失明に繋がる病気が起こりうることを忘れずに、大切に扱ってください。

◇間違い⑤　サングラスはしてもしなくてもよいと思っていないか？

みなさんは、サングラスは何のためにするものだと思いますか。サングラスは、ただ太陽が眩《まぶ》しくて周囲が見えづらいからするわけでも、おしゃれのためにするわけでも、芸能人が周囲の人から気づかれないためだけにするものでもありません。何より、大事な眼を光の刺激、光の毒から守るためにするのです。

網膜など眼の組織に対する光の毒性は、近年、ずいぶん知られるようになってきましたが、それでもまだまだだと思うことがあります。

学校での運動や課外活動、クラブ活動、またスポーツの現場などでは、炎天下でもサングラスをかけさせずにいることを多く見かけます。しかし、強い日差しの林間学校やスキー合宿などで、サングラスやゴーグル、それに相当する防御メガネを指導者がつけさせないでいるとしたならば、大問題です。昼間の強い光に網膜がさらされていると、光の成分、とくに紫外線によって、子どもでも多くの眼の病気が起こる可能性があるからです。

指導者の中には、いまだにサングラスをファッション的な発想でしか捉えていない人もいて、子どもにサングラスやゴーグルなんて生意気だと思っていることも多いようです。

しかし、強い紫外線は、眼に対して非常に危険です。たとえば、雪山で裸眼で過ごしますと、雪眼炎《せつがんえん》（雪目、雪眼）になることもあります。殺菌効果のある紫外線燈を長く見ていると、紫外線眼炎（電気性眼炎）も起こします。また、日常生活で外で過ごすことの多い人は、紫外線刺激が原因の一つである白内障、翼状片《よくじょうへん》（白目の表面を覆っている半透明の膜である結膜が、目頭の方から黒目に三角形状に入り込んでくる病気）、瞼裂斑《けんれつはん》形成（紫外線やコンタクトレンズによる刺激などの影響で、結膜が分厚くなった状態）などになる可能性が高いのです。

私は昔、沖縄の眼科病院で外来と手術を担当したことがあります。陽の光の強い沖縄では、想像以上に翼状片が多かったことを覚えています。強い紫外線のもとで暮らす人々に、紫外線による細胞内の遺伝子障害や細胞に発生する有害な活性酸素が多いことが推測されています。ですから紫外線の強い沖縄で、翼状片患者が多いことは納得がいきます。

さらに、統計はないのですが、白内障や加齢黄斑変性なども、沖縄では首都圏よりも発生率が高い印象を持っています。とくに、世界的に失明の原因の第１位である加齢黄斑変性は、紫外線などの太陽の光が大きな原因の一つです。

この紫外線から眼を守るためにとくに大切なのが、保護メガネ、もしくはサングラスです。紫外線（とくに短波長の紫外線）にさらされる環境で働く場合（電気溶接作業）や、そのような環境（雪山やスキー場のゲレンデなど）にいる場合には、サングラスや保護メガネは絶対に必要です。

専門的には、メガネで覆われていない部分、つまり横や上から眼に入る紫外線を防止するために、高高度の登山家が使用するような、完全に覆われたゴーグル状の保護メガネを使用したほうが、曝露《ばくろ》に対するリスクが減少することも分かっています。

登山家は、高高度では大気による減衰《げんすい》が小さくなり、雪や氷による反射によって、高いレベルの紫外線にさらされるために、そのような完全に覆われた保護メガネを使用しなくてはなりません。パイロットの世界でも、かなりの高度を飛ぶため、紫外線の強い光にさらされます。私もパイロットのサングラス姿に憧れたものですが、サングラスは恰好よりも眼を守るために必要なものなのです。

もちろん、通常のメガネでもある程度の保護効果はあります。ガラスはＵＶＡ（紫外線Ａ波、長波長紫外線）に対して透明であるのに対し、プラスチックは通過率が低いため、プラスチックレンズはガラスのレンズより保護効果があります。材質によっては、ポリカーボネートのように、ほとんどの紫外線が妨げるものもあります。

ただし、いくら良いレンズを使っていても、レンズ以外の部分から入ってくる紫外線があれば眼を守ることはできません。十分な紫外線対策のためには、フレームの形状も考慮する必要があります。また、上部からの紫外線の侵入を減らすためには、つば付きの帽子の併用も有効です。子どもたちの海や山の野外実習の際には、ぜひサングラスとつば広の帽子を用意してあげてください。また、コンタクトレンズは、ほとんどのものに紫外線を吸収し網膜を保護する機能があり、ＵＶカットと記載されています。

◇間違い⑥　近視を治す夜間のコンタクトレンズをつければ、パイロットにもなれると思っていないか？

数年前より、日本でも、夜間にハードコンタクトレンズをつけて近視を治す方法がおこなわれるようになりました。この方法をオルソケラトロジーといいます。これは、もともとアメリカのオプトメトリストという、メガネやコンタクトレンズの処方がメインの眼科専門家であり、眼科外科医（オフサルモロジスト）と、メガネを作るオプティシャンとの間を埋めるような、専門職の方たちが始めました。

もともとは、ハードコンタクトレンズを装用したことで近視が軽くなったという現象から、それを発展させたものです。

角膜の表面にある皮膚のようなものが角膜上皮細胞です。この近視矯正用の「オルソケラトロジーレンズ」は、中央は圧迫するように平べったくて、角膜上皮は薄くなります。一方、その周りの角膜上皮は涙の溜まり層があり、ここが陰圧になることで、そこの角膜上皮が膨らんでくるのです。つまり、角膜上のカーブが変わります。軽い近視なら、治せる可能性があるのです。

しかしながら、夜間にハードコンタクトレンズをつけるので、角膜の酸素不足障害や、角膜の緑膿菌《りょくのうきん》やアカント・アメーバーによる感染症など、重篤な合併症もあり得ます。

現時点での近視矯正効果としては、視力が-4D以下の場合や、乱視が少ない-1.5D以内などとしています。現時点でのガイドラインは20歳以上としていますが、現実には未成年の子どもの矯正も多くおこなわれています。日本では、全体が混乱している状況です。

それでは、裸眼視力の必要なパイロットが、オルソケラトロジーで職務につける可能性はどうでしょうか。現実には、オルソケラトロジー（オルソ）は禁止されています。つまり、オルソ後の視力の不安定さが問題となっているのです。パイロットだけでなく、電車の運転士でも駄目です。オルソをした方はパイロットにはなれません。

パイロットは、本来が裸眼での視力の良さが必要ですが、オルソの矯正効果は不安定であり、戻りや不正乱視など起きることもあります。このために、遠くも近くも見えにくくなることがあるのです。また、角膜感染症にでもなると、業務はもちろんできません。

総合的に見て、仕事の安全上、良く見えることが非常に重要な方には、この「夜間につけるコンタクトレンズ」は向いていないといえます。

一方では、レーシックはパイロットでも大丈夫です。アメリカ空軍のパイロットでも、多くがレーシック屈折矯正手術を受けております。ただし、当たり前ですが、これらの手術治療こそ、良い結果を得たいのであれば、我々のような専門家が手術する必要があります。

(4) 白内障をめぐる大間違い

白内障とはどんな病気か？

眼をカメラにたとえてみましょう。

前にも少し書きましたが、カメラのレンズに相当するのが水晶体です。カメラはいくつものレンズを組み合わせて、ピントを合わせます。眼の水晶体は、厚みを変えて、表面のカーブも変化させることで、光を曲げる屈折力を変えているのです。

もし、このカメラのレンズに相当する部分が、ゴミや手垢《てあか》で汚れたり、割れたなら、光が

白内障とは何か

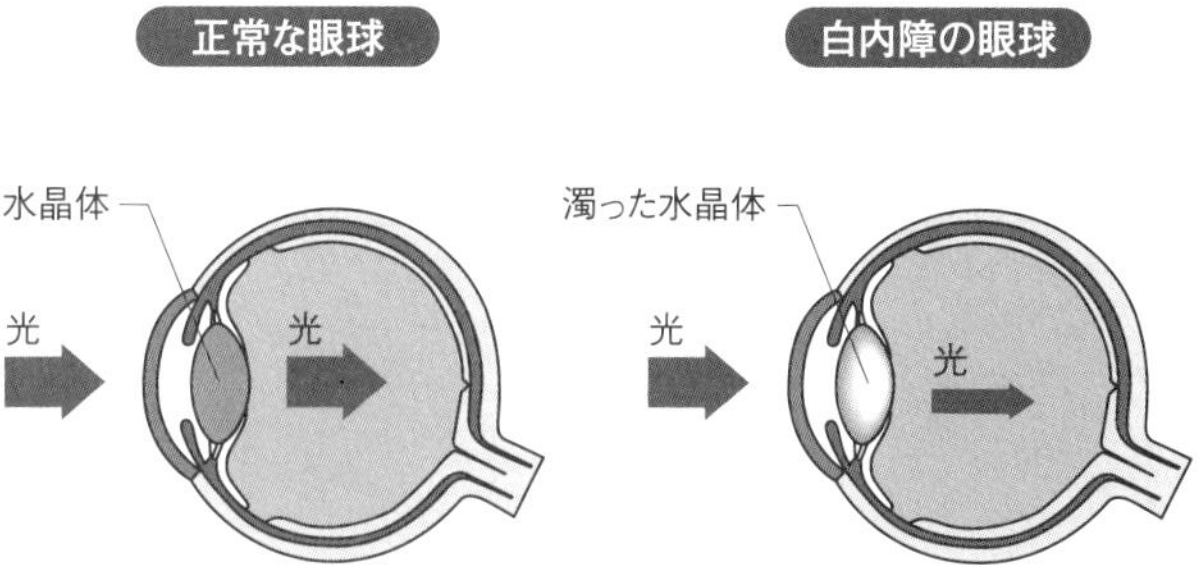

水晶体は透明で、
光をよく通す。

水晶体が濁ってくると、
光がよく通らなくなる。

《水晶体の濁り方のタイプ》

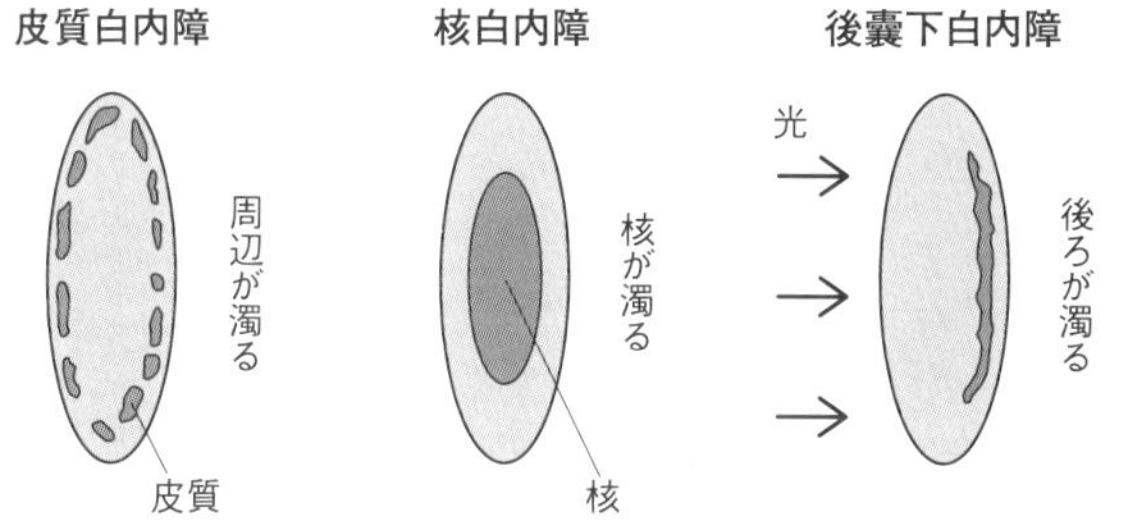

症状があらわれにくい

一時的に近くが
見えやすくなる

ステロイドの副作用、
先天性白内障、外傷、
早期の白内障などに多い

充分に通らなくなって、写真は良く写りませんよね。

これと同じで、眼の中のレンズに相当する水晶体が、何らかの原因で濁ってきて、光の透過が悪くなる病気があります。このように水晶体が濁って見えにくくなることが、白内障という病気なのです。

白内障は、加齢とともに誰にでも起こる病気です。本来は透明である水晶体が、歳をとるにつれてタンパク質が変性して濁ってきます。加齢以外の原因で、若い人に起きることもありますが、ほとんどが加齢によって起こります。

さて、日本の眼科のレベルの低さは何度も書いてきたとおりです。新しい眼科手術を受け入れるような流れはほとんどなく、優秀な眼科外科医も極端に少ないですから、良い方法もなかなか広まりません。

白内障についても、近代的な手術方法の多くを私は考え出し提案しています。これを国際眼科学会で教えると、欧米の医師たちは驚くほどの速さで理解して称賛します。

一方で、海外の学会で絶賛を浴びた内容について、日本で紹介しても、まず理解されません。理解できないだけならともかく、新しい真実には日本の眼科医はまずは拒否反応を示します。国際眼科学会でグランプリを獲得したような、世界が認めた事実を、日本の学会では軽んじたり、頭から否定するような態度を、とくに古手の医師が示します。絶対に正しく、他国の多くの医師が私の方法を追試してその価値を確認している方法であるのに、その内容を根拠もなく誹謗される始末なのです。

白内障のベストの治療法は何か？

前にも述べましたように、私が小切開の超音波白内障乳化吸引術と無縫合切開を開発したことで、白内障手術後の視力の出る精度が格段と上がりました。そこにさらに、多焦点眼内レンズ（プリズムレンズを使って遠くと近くに光の集まる焦点を作り、遠くと近くをメガネなしの裸眼で良く見えるようにするレンズ）を開発し、使用を開始しました。

大切なのは、「この多焦点レンズを移植しさえすれば、いつでも遠くと近くが見えるようになるのか」ということです。率直に言います。決め手は「手術の腕」なのです。

通常の白内障手術レベルの治療では、多焦点レンズ手術後に、むしろ近くも遠くも見えなくなることが多いのです。実際に、他院で手術を受けた多焦点レンズ移植後の患者が、視力が著しく悪くなってしまい、助けを求めて当院にやってくる例が増えました。白内障手術のレベルが上級者であり、かつ、必要に応じて硝子体手術もできないと、良い結果は出ないのです。

水晶体の中は、クリスタリンなどのタンパク質でみたされています。水晶体線維細胞という、本来は透明なものです。これが歳とともに濁ってくるのが白内障で、この濁った水晶体を取り除きます。そして最後に、うすく残った皮質を完全に吸引（クリーニング）して、きれいに取り除く必要があります。

ただしその際に、後嚢《こうのう》といううすいカプセルだけは残さなければなりませんので、慣れていないと怖いものだと思います。カプセルを吸引して薄く残ったかすのような皮質を取る最中にやぶけてしまうこともありますので、かなりいろいろな方法が編み出されました。しかし、日本の眼科では、この上級者のテクニックであるカプセルのクリーニングを、完全におこなっている施設は少ないのです。ですから、多焦点レンズ移植術後に視力が出なくなることもあるのです。

白内障の手術では、ＣＣＣとよぶカプセルの窓を、完全に正円で、ど真ん中に、しかもレンズにわずかに辺縁が架かる直径5.5ミリの正円窓のＣＣＣを作らなくてはなりません。手術終了直前のカプセルの裏面に、薄く残る皮質の細胞層を完全に取り除き、クリーニングをしなくてはならないのです。たいへん繊細な手術です。

ちなみに近代的なＣＣＣは私が開発したのですが、最も初めにカプセルを裂く方法を考え出したのは、カナダのギンベル医師です。彼は2か所を橋のように残して最後に切り取る方法でした。私は彼の前嚢を裂くアイデアは知っていましたが、見たことがなく、連続して円形に裂く方法を世界で最初に開発し、ギンベル医師主催の学会で紹介しました。私の方法が、いま世界でおこなわれているＣＣＣと同じ方法です。ＣＣＣは近代的白内障手術に必須の技術です。

先ほども書きましたように、このカプセルクリーニングは、完全に上級者のみができることなのです。うまく視力の出ない施設で見られる多くの手術では、このカプセルのクリーニングが不完全なのです。実際に、もうぴかぴかに磨かなくてはならないのです。

もちろん、その他の小切開や、洗練された超音波白内障手術についても、上級者の腕が必要なことは当たり前のことです。また多焦点レンズの度数の誤差をなくすために、多くの検査器械を使い検査回数を増やします。また乱視もほとんどなくします。もし手術後に乱視が残った場合は、後でレーシック法で完全に除去できます。

日本では製造工程の問題で出荷停止だった「乱視矯正ＴＯＲＩＣ《トーリック》多焦点眼内レンズ」の再出荷が２０１７年より始まり、乱視がある方でも遠方も近方も裸眼でよく見えるようになりました。さらに２０１８年より「拡張型焦点レンズでも乱視矯正ができる」ようになり、近くも遠くも中間も、ほぼ全ての距離が裸眼でよく見えるようになりました。大切なのは、乱視矯正多焦点レンズも種類が増えるほど、ますます術者の腕の差が出ると知っておくことです。眼科外科医は白内障手術、屈折矯正手術、硝子体手術、角膜手術、緑内障手術の全てで専門家である必要があります。そういった超上級者にかかれば、患者は最高の裸眼視力が得られます。

このような経過を経てはじめて、プロローグでもご紹介した細川護熙さんのように、手術後に裸眼で1.5という視力が得られるのです。細川さんは、遠くも近くも完璧に見えて、メガネが要らないのです。我々にとっては普通の世界ですが、これはすべて、完璧な白内障手術の技術によって得られる成果なのです。

現実には、残念ながらすでに他病院で多焦点レンズを移植して、手術後の視力が悪くなり、我々に助けを求めに来る人が後を絶ちません。具体的にいうと、「眼内レンズが少しずれている」「カプセルの後嚢研磨が不足している」「硝子体線維の混濁」「切開の構築と場所が悪く、かなりの強い角膜乱視がある」などの症状が見られ、これらが原因で視力が出ないのです。従来の単焦点レンズの手術が上手くできるぐらいのレベルでは、多焦点レンズ後に視力を出すための高度な技術レベルには不足なのです。

本当に良い視力を得たいのならば、医師の多焦点レンズ移植手術実績数と、多焦点レンズ移植術後の成績をたずねてみてください。単焦点レンズの移植数が多いだけでは駄目で、多焦点レンズの手術の実績が重要です。多焦点レンズ手術は、単焦点レンズとは別の白内障手術と考えたほうが無難です。初めから経験の深い術者から手術を受けた方々が、いかに喜んでいるかを知る必要があります。

数千例の多焦点レンズ手術の経験がない、経験の浅い他院ですでに手術を終了してしまった方を診察すると、なぜ視力が出ないのかが良くわかります。良い結果には、それに相当するだけの良い手術が必要なのです。

すでに手を付けていて、非常な落胆振りを示す患者さんを診るのはつらいことです。私はできるだけ多くの人に最高の視力を取り戻し、幸せな人生を手助けしたいと思います。一人でも多くの方が、賢明な選択をされることを切に祈っています。

さて、ここからは、白内障に関する世の中の非常識を取り上げてみましょう。

◇間違い①　予防薬を使えば白内障の進行は抑えられると思っていないか？

歳をとってきて白内障になって、眼科で診てもらい、その後は薬で経過をみているという患者さんが少なくありません。

しかし、これは問題です。白内障は、いったんかかったならば、現実には手術以外に有効な方法はないからです。白内障の予防薬というものがありますが、これは日本にしか存在しません。そして日本にしか存在しないというのは、かなり怪しいものだからなのです。

日本の薬の治験制度はおかしなもので、薬品会社からお金をもらって治験をする施設が、さらに評価までをするという、非常に間違ったことを許しています。メーカーからお金をもらった施設が、正確な治験などできるわけがないでしょう。

日本で白内障の予防薬として使われている「カタリン」などは、もともとは肝臓の代謝の薬として考えられたものでした。代謝に良さそうなら、同じように代謝が悪くなって起こる白内障にも効くかもしれない、という推測で、白内障にも適用になっています。ですからこの薬は、いわゆるEBM（エヴィデンス・ベイスト・メディシン）にのっとった、科学的に効果を証明された薬ではないのです。

現実に、私の30年以上の経験からみても、この薬は暗示効果ぐらいはあるかもしれませんが、医学的な効果はないと思います。しいていえば、薬の処方のために、定期的に眼科に通ってもらう効果ぐらいしかないでしょう。白内障に効かない薬を出して、治療を遅らせることは、次にも述べるように非常に問題なことです。

◇間違い②　白内障があるが、手術はもう少し悪くなってからと言われていないか？

多くの白内障の患者さんが、かかりつけの医師から「もう少し様子をみましょう」と言われています。私の病院にやってきた白内障の患者さんに「手術をしましょう」と言うと、「他院では、まだ早いと言われたのですが」と戸惑う方もいます。

はっきり言いますが、白内障手術を遅くしても、良いことなどありません。逆に、遅らせることでどのような弊害が出てくるかを知るべきです。

ひとつは、白内障の治療を遅らせることで、緑内障になるということです。水晶体は生涯にわたって成長し、大きくなります。20代では水晶体の直径は7.5ミリぐらいですが、90代では9ミリにもなるほどです。これによって、眼の中の隅角という、水の流れ出るところが狭くなっていきます。つまり、水の流出に抵抗が増えるのです。すると眼圧が高まり、こんどは緑内障の始まりとなります。

偽落屑《ぎらくせつ》症候群で白内障になっている方は、早期の白内障手術が必要です。緑内障を合併し、時間が経つと水晶体を支えるチン小帯が脆弱化し、散瞳不良となります。白内障だけであれば時間が経っても手術ができますが、緑内障になると、視神経がダメージを受けてしまい、視神経は再生しないために、取り返しのつかない状況になることが多いのです。

さらに、白内障の手術をするにはむしろ遅すぎるくらいの時期でも、「まだ早い」と言われることがよくあります。それは近代的な白内障手術の良い結果を出せない医師の場合です。最新の方法であれば、術後視力で1.2以上が出るのは当たり前です。しかし、研修病院では、手術手技の問題と眼内レンズの精度の問題で、視力が0.5ぐらいしか出ないことがざらです。となると、下手をすれば手術前よりも視力を悪くしてしまうかもしれません。このような腕や経験や知識しかない医師であれば、「まだ早い」と言いたくなるのでしょう。

ぜひ、そのような医師ではなく、きちんとした腕と治そうとする思いを持っている医師を選ぶようにしてください。

◇間違い③　白内障手術は簡単なので、どこの施設でも大差ないと思っていないか？

白内障は、眼科の手術の基本です。しかし、これはイコール、簡単だという意味ではもちろんありません。むしろ施設によって、白内障の手術結果はまったく違うのです。単焦点レンズでもかなり違うのですが、とくに多焦点レンズを使用した手術では、術者の腕により結果はまったく異なります。

さきほども述べましたが、本当に良い視力を得たいのならば、実績数と、多焦点レンズ移植術後の成績の良い医師の手術を受けるべきです。

多焦点レンズは、プリズムを使ったレンズで光を2つに分けるために、1つの焦点には半分以下の光しか行きません。網膜の感度はそれほどよくないので、白内障手術を完璧におこない、必要に応じて網膜硝子体手術をして濁りを減らしたり、乱視矯正手術の併用をしたりすることで、裸眼で1.2以上の視力が出ます。

正直に書きますが、それなりに知られた有名病院で、多焦点レンズを移植され、視力が0.2程度しか出ないためにがっかりして当院を頼ってくるような方が多くいる状況です。

視力の出ない理由はいくつもあります。これも先ほど書きましたが、白内障が後嚢に薄く残っていることがまず多いのです。カプセルを完全にクリーニングすることが大切ですが、これが難しく、上級者のテクニックが必要です。また、これもすでに述べましたが、窓を作るCCC法のずれなどで、眼内レンズの軸がずれているのもよく見ます。

さらに、硝子体線維の濁りが多いのに、網膜硝子体手術ができる術者ではない場合、それが改善されていません。硝子体手術の重要性がわからない術者も多くいるのです。

これらの他院で手を付けた手術の後始末は、正直やりたくないのですが、患者が泣きそうな顔をして頼んでくるために気の毒になって、なんとか手術で治しています。

しかし患者さんは、できることなら初めから、多焦点レンズ移植を数千例以上経験していて、つねによい視力を出している、本当の上級の術者を選ぶことがなにより肝要です。

◇間違い④「白内障専門家」や「網膜専門家」などのように、一つの分野を極めた専門的な眼科医がよいと思っていないか？

患者さんによっては、自分の病気、たとえば白内障なら白内障のエキスパートのような医師に診てもらいたい、と思う人がいるかもしれません。が、眼科の手術に関しては、これはある意味では間違いです。

私は眼科外科であれば、全部の病気の手術に通じているべきだと思います。なぜなら、一つの病気だけが原因で眼科を受診する人は、じつはむしろ少ないからなのです。そして、一つの病気の手術に通じているだけでは、きちんと治せないケースが多いからです。

しかし、多くの眼科医は、自分の専門の手術以外は満足にできず、全ての手術に通じている人などほとんどいないでしょう（当院の医師たちは、全ての手術をしています。もちろん、手術の種類により多い少ないはありますが、全ての手術に通じるようにさせています）。

眼科に来院する方は、いくつかの病気が重なっているケースが多いのです。たとえば、白内障が原因で緑内障も悪くなっている人も山のようにいますし、硝子体混濁がひどいために、白内障の手術で多焦点レンズを入れてもよく見えないという人もいます。

ですから「当院では白内障の治療でよりよく見えるようにするために、同時に硝子体手術もしているんですよ」と言っても、硝子体手術を多数経験している人にしか理解できないのです。白内障の手術だけでは0.6ぐらいしか視力を出せない人も多くいます。そういう人に1.0や1.2のよい視力を出すためには、硝子体手術を併用する必要があるのですが、硝子体手術を本当に知っている者にしか理解できないのです。

また、治療でレーザーを打つ場合にも、網膜の手術をしている人であれば、どういう場所にどういう形で打てばよいかをよく知っています。

怖い話があります。某大学分院病院で、硝子体手術で硝子体に注射をする場合に、二百何十例かの注射のうちの十数例で失敗して、患者の眼に障害を来してしまったというのです。

当院でも硝子体の注射は何万例もしていますが、そのような事故を起こしたことは一度もありません。

なぜそういうことが起きるかといいますと、硝子体注射の場合には、目玉の中心に向かって打たなければなりません。ところが研修医で経験のない人の場合、怖いという気持ちから、横向けに打ってしまうのではないかと思います。横向けに打つと、水晶体に当たってしまって、カプセルを破ってしまいます。それで白内障を起こして、白内障の手術をしますが、カプセルを破ってしまっていますから、水晶体が落っこちてしまうのです。そして網膜剥離を起こしてしまい、そのような病院では網膜剥離の手術などだいたいうまくできませんから、失明してしまうのです。

そういう患者さんは、それ以外の有名な大学病院にもいて、「注射に行ったら、眼が真っ白になってしまいました」ということで、当院に来た人も何人もいます。カルテの経過を見ていると、「注射をしたら白内障になってしまった、白内障手術をしたら、核が落っこちてしまった、それで網膜剥離になって、網膜剥離の手術も失敗して失明した」ということが読み取れます。経験のない研修医に硝子体注射をまかせる大学病院も怖いと思いますし、その後でベテランがその後始末ができないことも問題だと切に感じます。

もちろん、全ての手術に通じていて、全ての手術で一流であることは、難しいことかもしれません。なかなかできないことかもしれません。しかし、目標としてはそうあるべきです。また、一つの分野に秀でているというのも、たとえば、白内障も網膜も緑内障も、全部の手術が出来るけれども、自分はとくに網膜の手術についてエキスパートです、というのであれば話は別です。そういう医師であれば、かかってもいいと思います。

しかし、多くの眼科の医師は、自分の専門の手術さえも満足にできないことも多いのです。これでは、いろいろな病気を併《あわ》せ持って来院されることが多い実際の患者さんの治療では、非常に困ることになりますし、手術で本当によい視力を出すことなど望めません。

◇間違い⑤　眼科手術のときには、心配性なので、
局所麻酔ではなく全身麻酔で手術をしてほしいと思っていないか？

手術の際の麻酔については、白内障手術にのみ当てはまる内容ではありませんが、ここで書かせていただきます。

私は全身麻酔よりも、局所麻酔のほうが良いと思っています。全身麻酔は、数は多くはないかもしれませんが、呼吸停止や心停止が起きることもあります。ですから麻酔科医が、麻酔が覚めるまでずっと見ている必要があります。麻酔科医不足の日本では、これも障害となります。

また、麻酔が覚める途中で、抜管するさいに、ウエッと吐いたり、体がバンと動いたりすることがあります。そうすると、網膜剥離がせっかくくっついた部分が剝《は》がれてしまうこともあります。全身麻酔はマイナス点が多すぎます。

アメリカやヨーロッパでは、看護師が講習を受けて、看護麻酔師（アネステティスト）として麻酔を扱うことができますので、比較的安い人件費で麻酔を頼むことができるのです。また、欧米では麻酔のためのお金は手術のお金とは別に支払われます（日本は一括です）。点眼麻酔でさえ、別に200ドルが支払われ、これが麻酔師を使う理由ともなっています。

とはいえ、眼の手術の場合には、部分麻酔では患者さんも意識があって怖いものです（たまに女性などで度胸がある方の場合には、手術中に「わぁ、万華鏡みたいに見えてきれい」などと言う強者《つわもの》もいることはいます）。以前、私は手術中の脳波をはかって発表したこともありますが、やはり皆、怖くないと言う人でも、脳波をみると恐怖を感じていることが分かりました（シータ波が上がります）。最近では男性でも、怖いと正直に表現する方が増えています

（これ自体は素直に気持ちを表せる時代になったということで、良いことだと思いますが）。

ですから、当院では、セデーションといって、意識を落とす、つまり眠らせてしまうことをしています。短時間の作用の鎮静剤のような注射で眠らせるのです。それと痛みをおさえる作用のある薬とを併用します。

手術が終わって声をかけると、「え、もうですか？」と言う方がほとんどです。寝ているか意識がないので、恐怖も感じません。患者さんに聞くと「まったく怖くなかった。痛みもなかった」という具合で、非常に評判もよいのです。

また、緊張のせいで、胃酸が逆流して胃炎を起こしたり、気分が悪くなって戻してしまう方も多いので、最近では初めから胃の薬を出すようにしています。眼の手術ではやはり、緊張するなと言われても緊張してしまうものです。胃の薬を出すようになってから、吐き気をもよおす人は激減しました。

さらに、私が世界で最初に開発した点眼麻酔では、もちろん痛みはないですが、球後《きゅうご》麻酔（眼の下のくぼみから曲がった針を刺し、眼球の後ろに注射）の場合にはけっこうな注射時の痛みがあります。この痛みを抑えるために、麻酔液をひたしたゼリー状のパッチを注射の30分前から貼るようにしています。そうすると、麻酔注射自体の痛みもなくなります。

ここまでやると、患者さんのほうもかなりストレスが減ります。つねにできるだけ患者さんに苦痛を与えないことを目指しています。私は、麻酔に関しても、国際麻酔科学会でも何度か論文を発表して、賞も受賞しています。

少し余談になりますが、白内障の点眼麻酔手術や近代的なテノン嚢下麻酔は、私が開発し欧米で広まっています。

かつて、麻酔液の箱には、「点眼には使ってはいけない」と書いてありました。私はそんなことはおかしいと思い、基礎的データを集めて、キシロカイン麻酔液での点眼麻酔白内障手術を開始し、それをパリでの国際眼科学会で発表しました。

会場は騒然とし、議論や質問が飛び交いました。しかし、私が点眼麻酔での白内障手術を実際の映像で見せると、シーンとして、今度は教えてほしいという声が次々とあがり、ほとんどパニックでした。

その後、欧米の優秀な眼科外科医は、私の点眼麻酔法での手術をおこない、その有用性を証明しました。その結果、翌年の麻酔薬の箱には、点眼麻酔用の使い方の表記が出るようになったのです。

世の中の常識は当てになりませんし、つねにより良い方法を求めて開発するのが、我々フロントランナーの役目です。

◆◆白内障を早期に発見するためのチェックポイント◆◆

白内障は、眼のレンズにあたる水晶体が濁る病気です。白内障にかかると、ちょうど、濃い黄色やオレンジ色のガラス板を通して物を見るような色味の変化があります。

また、核が白く濁ってくると、光が当たったときに光の乱反射が起きて、物がいくつも見えたり、光が散乱して物が滲んでグレアー状に見えたり、光がスターバースト（放射線状）に広がるようにも見えます。

濁りがさらにひどくなると、曇《くも》りガラス越しに物を見るようになり、視力が極端に落ちて見えなくなります。

白内障の早期検査のための視力測定があります。光をまわりに当てながら、中央の穴から指標を見る視力検査機械によるグレアーテストです。早期の白内障での視力低下を測定できます。アメリカの眼科では必須の検査です。早期の白内障手術がいかに大事かを、欧米の眼科医は分かっているからです。

自覚症状では、先ほども書きましたように、色の感覚がおかしくなります。青系統の色味が見えにくい、薄い赤色やピンク色で書いた字が読めない、視力が落ちている、などいくつかの症状で、白内障であることが分かります。

透明だった眼の水晶体レンズが黄褐色に変化し、光が通らなくなるため、全体にぼんやりと見えます。とくにピンクなどの淡い色は見えなくなります。銀行の振込用紙などが薄い赤字で書かれていると、白内障がある場合には非常に見えにくくなります。ですから高齢者が銀行でお金の出し入れをする時などに、重要事項が読みにくく、ミスが起きやすくなりますので注意が必要です。

また、物の境界がはっきりしなくなります。透過光が減るので全体に黒っぽくなります。黄色やオレンジの補色である青や紫、濃い緑色の光が白内障水晶体に吸収されるので、青、紫、濃緑色と黒色との区別がつかなくなるために、濃紺、紫、濃緑色が黒色に見えてしまうのです。

このため濃紺の靴下と黒い靴下の区別がつかず、異なった色の靴下をはいて気づかずにいることもあるほどです。ずっと着ていた服が地味な黒だと思っていたら、白内障手術後に見えるようになり、実は濃い緑や紫の派手な色の服だったとわかったなどの実話もあります。

モネの睡蓮の変化の理由——白内障

絵画が好きな方なら、クロード・モネの睡蓮の絵を見てください。（ここからは少し、画家でもある私の得意分野に、眼科外科医としての知見を交えた話に脱線しますが、興味深い話なのでぜひ読んでください。）

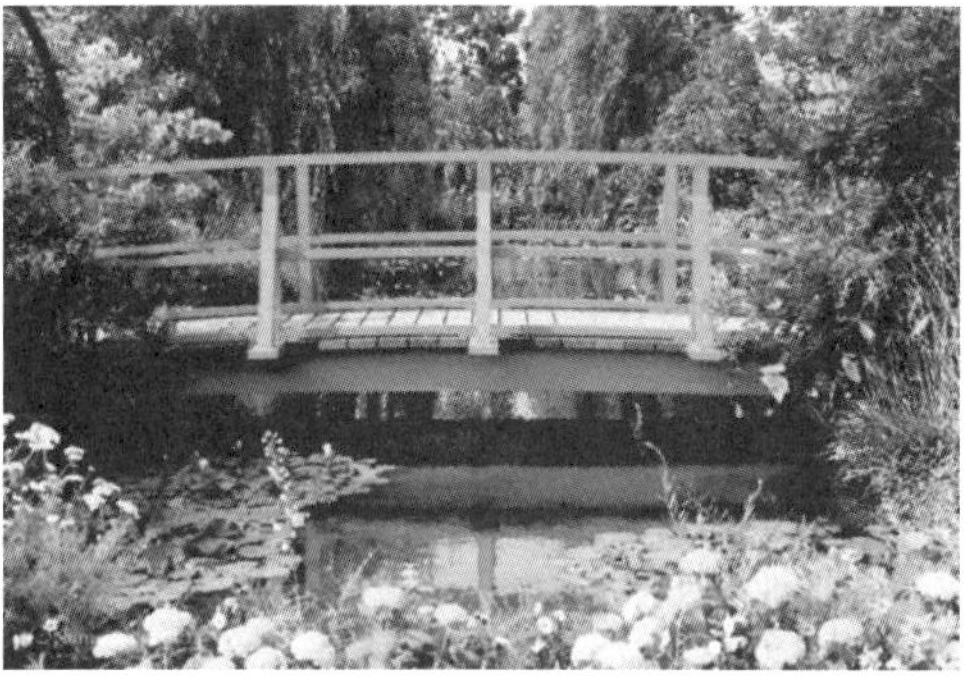

モネのジヴェルニーの睡蓮の池にかかる日本風の橋

モネはフランスの印象派の画家です。明るい色彩を使い、戸外で風景画を描いています。パリの西北のジヴェルニーにあるモネの自宅には、大きな池があります。

彼は浮世絵などの日本の美術に惹《ひ》かれていたこともあり、庭の池に日本の睡蓮をたくさん植えて、日本風の太鼓橋もかけています。

さて、モネが60歳の時と、82歳の時に、池のまったく同じ場所で描いた「睡蓮の池と日本風の橋」の絵を比較してみましょう。

上の写真は実際のジヴェルニーの池の写真で、カラーでお見せできないのが残念ですが、次頁の絵は、モネが

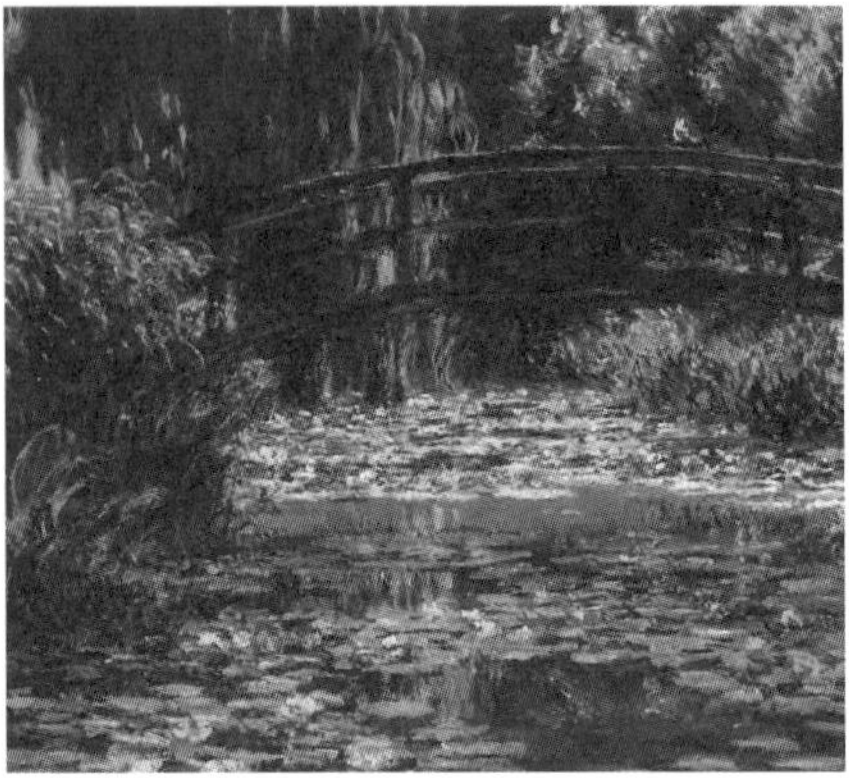

モネ60歳時の「睡蓮の池」、シカゴ美術館

60歳の時（１９００年）の油彩画です。モネは物体にあたる光が生み出す色彩に興味を持っていました。光と影がおりなす景色。空が映る池、柳などの植物、池に映りこむ緑。池の中には睡蓮が見られます。明るい光と色彩に満ちています。

　対して左頁の油彩画は、モネが82歳の時（１９２２年）の絵です。同じ日本風の太鼓橋のある睡蓮の池の風景です。色彩は褐色になり、日本風の太鼓橋は、何を描いているのかわからないほどです。

　じつはモネは72歳の時に、両眼の白内障との診断を受けています。78歳の時には、モネは「もはや色も判らず、赤も土色にしか見えず、桃色や中間色は全く見えない。青や紫、また濃い緑などは、黒く見える」と苦悩を述べています。

　80歳になって、友人でフランス首相のクレマンソーが、国家プロジェクトとして、オランジェリー美術館をモネの睡蓮の大作で飾ることを決めました。しかし、モネは82歳の時には、

「もはや自分は失明状態である」と述べています。その時の絵が、右記の82歳の「睡蓮の池と日本風の橋」です。60歳時の明るい原色を使った明るい絵と比較すると、いかに変化したかが分かります。

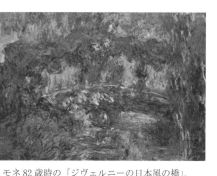

モネ82歳時の「ジヴェルニーの日本風の橋」、シカゴ美術館

美術評論家はこのモネの変化を、奥さんのアリスと次男が亡くなったショックからだと説明したのですが、これは明らかに白内障による見え方の変化なのです。当時の白内障手術のレベルは低く、手術後に失明することも多かったですし、また成功しても、あまり良くは見えませんでした。

モネは白内障手術を怖がっていましたが、クレマンソーの熱心な勧めで、１９２３年に白内障手術を右眼だけ受けることにしました。当時の手術は、眼を切って水晶体のカプセルを裂き、カプセルの中の濁りを洗い流す方法でした。最初に水晶体を一部切り、後に残ったカプセルの中央を切るので3回の手術となります。現代とは全く違います。また、手術後は絶対安静で大変な苦痛でした。しかも、術後失明も多く視力回復も悪いのです。

当時、眼内レンズはなかったので、分厚いメガネをかけます。凸レンズで物も大きく見えてしまいます。1923年、モネは右眼に3回、旧式の嚢外法白内障手術を受けました。結果は矯正視力で0.4が出たものの、眼内レンズのない時代ですので、分厚い凸レンズメガネをかけました。術後にモネは、「物が大きく拡大し、歪んで見えたり、色彩の感覚が全く違い、もはや画家の眼は失われた」と嘆き、落胆しています。

皮肉な話ですが、私が30年前にアメリカで勉強した方法は、超音波乳化吸引術と眼内レンズ移植術でしたが、日本の大学病院で見た手術方法は、このモネにおこなわれた方法と大差なかったのです。日本では、つい最近の30年前でも、モネが感じたような手術への恐怖があったのでしょう。これでは、見えなくなるまで待とうという気になってしまうのも無理はありません。

現在の超音波乳化吸引術と眼内レンズ移植術での白内障手術では、苦痛もなく、すぐに良い視力を得られるのですが、当時のモネの時代の眼科外科の技術ではやむを得なかったのです。

しばらくして、見え方の練習をしたり、色を補正したメガネを作ったりして、なんとか役に立つ視力を得て、睡蓮の大作油彩画の制作に戻りました。モネはそれまで白内障で見えなかった、ピンク、青、紫、緑が再び見えるようになりました。

１９２５年、85歳の時から、睡蓮の大作に復帰。制作は１９２６年の12月に86歳で亡くなるまで続きました。完成した睡蓮の大作は、死の翌年の１９２７年に、オランジェリー美術館に納入されています。

２つの楕円形の部屋の壁を睡蓮の絵で囲み、鑑賞者はまるで、睡蓮の池の中にいるような気持ちになります。モネの睡蓮の絵は、最も人気のあるフランスの宝となっています。

さらに脱線します。

モネの頃にはなかった、白内障手術後に眼内レンズを入れるという手術は、イギリスのリドレー先生が最初に始めました。第二次大戦時に、墜落したパイロットの眼の中に風防のアクリル硝子破片が入ったのですが、眼の中でアクリルガラスが変化しなかったとのことで、眼内レンズが考えられるようになったという神話があります。

リドレー先生から私が直接聞いたのは、次のような話です。医学部で学生に教えていた時のこと、学生から、「白内障手術をした後に、なぜ人工のレンズを入れないのか」という素《そ》

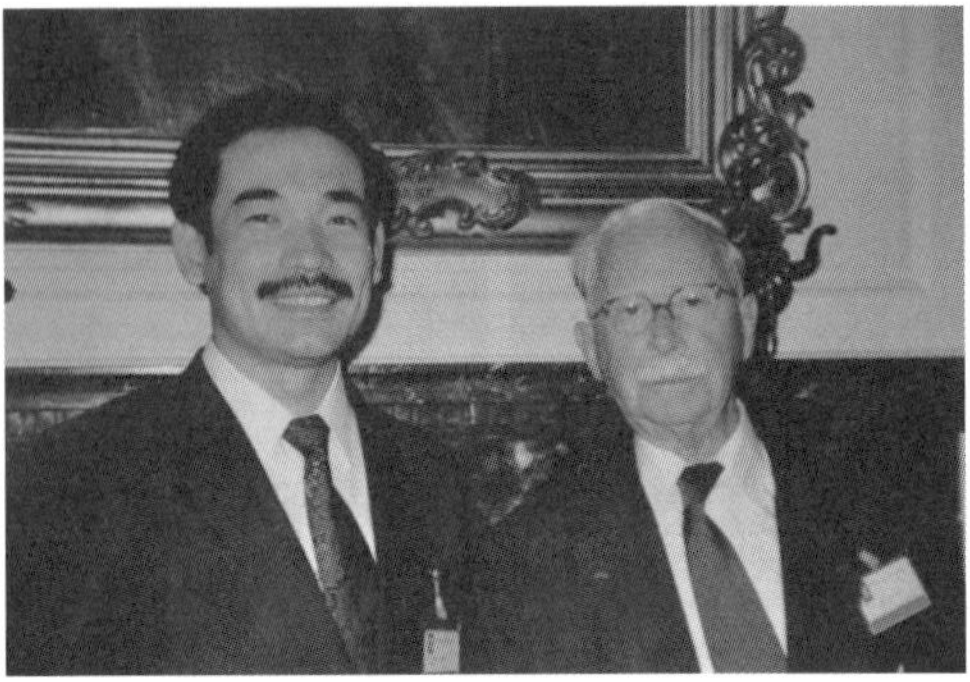

ハロルド・リドレー先生（2001年没）と筆者。1989年

朴《ぼく》な疑問を受けたのが始まりだったそうです。その後に、人工レンズの研究を始め、第一例を１９４９年に移植しました。

上の写真が、世界最初に眼内レンズを開発し、１９４９年に最初の眼内レンズ移植術をしたリドレー先生です。１９８９年の欧州眼科学会でのスナップです。当時36歳の私と83歳のリドレー先生。この後９年して、私はアメリカ眼科学会理事として眼科殿堂審査員を務め、リドレー先生を「眼科殿堂入り」第一号に選びました。思い出深い写真です。

（5）緑内障をめぐる大間違い

緑内障とはどんな病気か？

緑内障は、じつは本当の原因がはっきりとは分かっていない病気でありながら、じつによくあるありふれた病気です。日本ではつねに失明の原因の第1位を競っているような、眼科の外来ではよく診る病気です。65歳以上の高齢者では、白内障と同様に多くの方がかかります。またお年寄りだけではなく、若くても緑内障はあり、少ないですが、子どももかかります。

統計的な推測によって、「眼圧が高い」ということが原因に一番影響していると思われます。次いで、視神経への血流の悪さの問題と、視神経への機械的な圧迫が原因であると推測されます。

緑内障は、これらの原因で視神経線維が障害されて、見える範囲の視野が狭くなっていきますが、最後の最後まで中心部分の視野が残ることが多いので、「失明の寸前まで患者が緑内障であることに気付かない」という危険性があります。ですから早期発見、早期治療のためには、眼科での定期的な視野検査などが重要です。

発症頻度は人種的な差があります。白人は色素が少ないため、緑内障は相対的に少なく、黒人では15倍も多いと言われています。日本人でも、北方系の色素が比較的少ない人々と、南方系の色素が多い人とでは、緑内障の頻度は異なります。

アメリカでの統計では、40歳以上の緑内障発症例は約２％であり、日本人は約５％と報告されています。つまり、日本では約３５０万人強の患者がいると考えられています。

日本の緑内障治療のどこに問題があるか？

日本ではとくに、緑内障の治療を薬に頼っています。しかし、薬は失明に至るスピードを遅くはしますが、根本的な治療にはなり得ないのです。良い薬がありますよと言われて、ずっと眼科にかかっていたのだが、結局、見えなくなってしまった、と嘆く方が多いのです。

緑内障の根本的治療で大切なのは、手遅れになることなく適切な時期に、経験の深い眼科外科医から緑内障手術を受けることです。緑内障手術は完璧ではなく、時間とともに効果が

緑内障とは何か

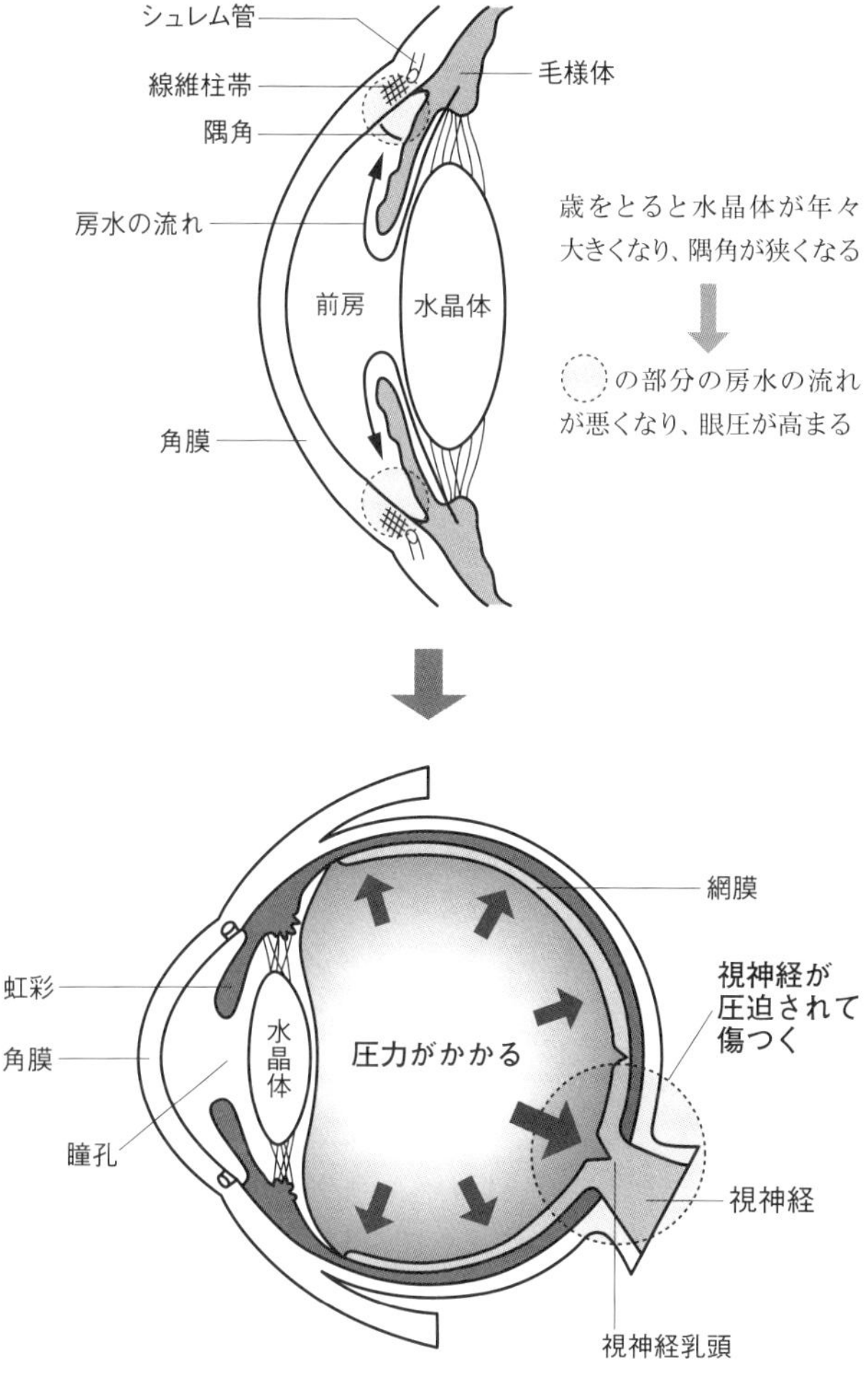
シュレム管
線維柱帯
隅角
房水の流れ
前房
水晶体
角膜
毛様体
歳をとると水晶体が年々大きくなり、隅角が狭くなる
の部分の房水の流れが悪くなり、眼圧が高まる
網膜
虹彩
角膜
瞳孔
水晶体
圧力がかかる
視神経が圧迫されて傷つく
視神経
視神経乳頭

なくなることも多いのですが、しかし、いくつかの緑内障手術を組み合わせて、つねに眼圧コントロールをおこなうことはできます。決してあきらめないで、全ての手術方法に熟達している術者からの緑内障手術を受ければ必ず治せます。

繰り返しますが、いつまでも薬だけに頼らずに、手遅れにならない段階で腕のある眼科外科医の緑内障手術を受けてください。腕のあると言ったのは、単に一種類の手術術式しかできない医師や、経験がそれほど多くなく、手術後の成績もあまり良くない術者が現実には多いからです。充分に情報を集めて、正しい判断をして下さい。

緑内障のベストの治療法は何か?

早期発見、早期治療がもっとも重要です。

まず、早い段階では、眼圧を下げるということしかありません。点眼剤や、飲み薬での眼圧下降をおこないます。そして、定期的な視野検査や、ＯＣＴ（光干渉断層計）よる視神経障害の直接のチェックもします。

開放隅角緑内障では、線維柱帯というところに色素がたまって眼圧が上がることがありますが、この場合には、ここに特殊なレーザー（セレクタというレーザーで、これは正常細胞を障害しません）を打って、色素をとばすという方法もあります。

このレーザー治療は保険適用となっていますが、同じレーザーでも古いアルゴンレーザーの場合には、レーザーを打った部分が癒着《ゆちゃく》してひきつれて、かえって眼圧が上がってしまうことがあるので、世界ではすでに否定されています。また、セレクタの場合にも、効かない場合もあります。

また、閉塞隅角緑内障へのレーザー治療では、虹彩切開術というのもありますが、これは当院ではあまりおこないません。虹彩にレーザーで小さな穴を開けて、そこから房水が流れ出るようにする手術です。じつはレーザーを打つと、角膜の内皮細胞を障害したり、穴は開かずにかえって炎症だけが出る、ということがかなりあるのです。

しかし、なぜ多くの病院で、これらのレーザーの手術がよくおこなわれるかといいますと、簡単だからです。そしてなぜか、不思議なことに、レーザー手術は手術代金も高いのです。

一方で、周辺虹彩切除術というのもあります。これをおこなうと、眼圧は確実に下がります。しかし、この手術には確かな腕が必要です。そしてさらに不思議なのは、手術室を使い手間のかかるこの観血的手術の手術料は、レーザーよりも安いのです。誰かがレーザー治療に誘導しているとしか思えないのですが。日本には理不尽なことが多いのです。

眼圧は、正常ですと10～20㎜Hgですが、60や70もあるときにレーザーで穴をあけようとしても、まずうまくいかないことが多いのです。うまくいかなかった場合、角膜内皮細胞を障害してしまいますから、角膜移植を後でやらなければならなくなります。このようなケースはたくさんあります。世界では常識ですが、日本の学会でさえ、眼圧が高すぎるときのレーザー治療はしない方がよいという報告がありました。周辺虹彩切除術や白内障手術で治すのが世界の標準治療なのです。

緑内障という診断を受け、眼圧を下げる点眼剤や飲み薬を使っても視神経障害が進行するようであれば、ためらわずに最新の方法での注意深い緑内障手術を施行します。トラベクレクトミー（線維柱帯切除術）などの、一般的には濾過手術と呼んでいる眼の中の水を結膜の下に流す手術がありますが、それらはいろいろな工夫をして、非常に成功率が高くなっています。

従来は、この手術はうまくいかないことも多くありました。手術をして眼圧が逆に下がり過ぎてしまうと、低眼圧網膜症となり、網膜がやられてしまうのです。そのために、フラップ（眼の強膜を薄く層間剝離した部分）を糸でぬっておいて、あとで眼圧をみながら、レーザーで糸を少しずつきって、眼圧をコントロールしたりもします。さらに、結膜の下に、マイトマイシンC（ＭＭＣ）という抗癌剤を薄くしたものを、小さい穴をあけて注射します。

人間の身体は、水を通すためにせっかく開けた穴を細胞分裂でふさごうとするのですが、MMCを注射するとそれが起きにくくなります。これにより、よい手術結果がもたらされ、手術の効果が長年続くようになっています。

また、トラベクロトミー（線維柱帯切開術）という手術もあります。これはおもに若い人や子どもの手術のときによくおこないます。また、エクスプレスというステンレス製の小さな管を入れる手術もあります。50ミクロンほどの小さな器具です。しかし、これは小さな器具ですから、色素の濃い人では閉じてしまうこともありますので、アフリカ系の方などの場合には難しいことが多いです。日本人では、色素が少ないなど条件が良い場合には効きやすい手術です。手術方法は簡単ですが、腕のある術者なら、トラベクレクトミーとMMCの併用の方が、思い通りの眼圧コントロールが出来ます。

ずいぶん細かい話をしてしまいましたが、症状に応じてこれらの緑内障手術をきちんと施行できる眼科外科医は少ないですので、普段から情報を集めて最高の眼科外科医を見つけるべきです。

緑内障手術は、先ほども書きましたように、１回おこなってもまた再発することはあります。この場合、再度手術をする気持ちを持つ必要があります。今かかっている医師に期待できないなら、より良い手術が出来る眼科外科医を探します。私が開発して世界中に教えた緑内障手術だけでも、症状や進行具合に適した多くの方法があります（たいへん細かい方法になりますので、ここで全ては述べません）。

どの方法でも効果がなかったり、難しかったりした例には、最終的に内視鏡下での硝子体手術で毛様体上皮細胞にレーザーを当てて、眼の中の水の産生を押さえる方法を開発しました。これは非常に有効で、どんな難治症例でも良く眼圧コントロールができます。究極の緑内障手術です。

決してあきらめないで、最高の手術のできる眼科外科医を探してください。どんなに難しい緑内障でも、視神経がほとんどなくなってしまうような手遅れにならなければ、必ずや治せます。ここは患者さんも含めて、手術する側にも必要なことなのですが、「絶対にコントロールしてみせる」と、根性を入れて向かい合うことが必要です。そうでないと、くじけてしまいます。

1回手術をして、駄目だったからやめるということでは、足りないのです。しかし、なかなかそういう意識は広まりません。ですから一般的に、日本の中の常識では「緑内障は手術ができない」ということが広まってしまっているのでしょう。

これらの手術はもちろん、保険診療内でできます。たとえば、硝子体手術時に併用して毛様体上皮細胞にレーザーを当てる手術については、硝子体手術と一緒におこないますので、硝子体手術のほうを保険請求しても、レーザーの方は、はっきり言いますとただでおこなっています。現実的に視力を失いかけている人を前にすると、サービスするしかありません。内視鏡を使って毛様体上皮細胞にレーザーを当てることについては、請求していません。

世界最先端の治療をしようとすれば、時には無料でおこなわなければならないのです。かつて、内視鏡にレーザーが組み込まれていた装置を使った時は、40万円する内視鏡レーザーケーブルが１回で駄目になり、手術料金よりも消耗品代の方が高いほどでした。つまり、ただどころか赤字の手術です。

それでも、患者を救いたいという思いが勝ちます。今までも、患者を救いたいとの思いだけでやってきて、それが経済的にプラスだからという理由での手術をしたことは、ただの一度もありません。我々がこの仕事を選んだきっかけは、ひとえに人を救いたいとの強い思いに集約するのですから。

さて、ここからは、緑内障について、勘違いされがちなことを順に述べていきます。

◇間違い① 自覚症状がないので緑内障の心配はないと思っていないか？

さきほども述べましたが、緑内障は、視力を失う寸前まで自覚症状がないことが多い病気です。ですから、来院された方に「緑内障ですね」と告げると、多くの方が驚きます。自覚がないからです。緑内障はここに大きな問題があります。

視野の一部が欠けてきても、最後の最後まで中央部は見えることが多いため、両眼で見て生活している分には視野が欠けていることに気付きにくいのです。また脳は、視野の欠けに対して勝手に像を補うという優秀な機能を持っていることがあだとなって、「見える」ように補正されてしまい、気づくことができないのです。

ですから、片眼ずつ、視野の検査をすることがとても大切になってきます。

家庭で身の回りのものを使って検査をするには、カレンダーがおすすめです。

まず片眼を隠して、必ず一方の眼だけで検査をしてみてください。少し離れたところからカレンダーの中央部にある数字（たとえば15など）を片眼でじっと見たままで、カレンダーの数字を、端から声に出して順に読んでみてください。見ている眼は動かさずに中央の数字に視点をおいたまま、他の数字を読むのです。ここで眼を動かしてしまうと、視野の検査にはなりません。

このようにして片眼ずつ数字を読んでいって、もし見えない数字があれば、その部分が視野の欠けている可能性が高くなります。そのような症状があれば、できるだけ評判の良い眼科を探して受診し、標準のハンフリーの静視野計で視野を測定してもらってください。

◇間違い② 眼圧は正常範囲と言われたから、緑内障の心配はないと思っていないか？

眼には「眼圧」というものがあり、日本の眼科医は10㎜Hgから20㎜Hgまでを正常域（「正常眼圧」）としています。

眼圧は、もともとドイツ人の眼を使って測られました。圧平《あっぺい》眼圧計という、眼球を外から押した力によって角膜の平べったくなる程度を見て眼の圧力を測る機械が作られたのです。

ドイツ人の眼は、角膜が600ミクロンほどと厚いので、眼圧がやや高く出ます。一方で日本人の角膜は550ミクロンほどで、やや低い眼圧で押しても、ドイツ人の角膜と同じだけ角膜が歪みます。つまり歪みが同じなら、日本人の方が眼圧は低いのです。すなわち、日本人の「正常眼圧」は、もっとずっと低いはずなのです。

　日本人のなかにはさらに、角膜が４００ミクロン台の方もいます。この人たちは、いつも眼圧が見かけ上かなり低いのです。つまり、正常眼圧などは、角膜の厚みにより変動するものなのです。日本人はとくに角膜が薄いので、ドイツ人を使ってもとめた正常眼圧値の「10～20㎜Hg」は使えないのです。

「正常眼圧緑内障」という言葉があります。眼圧が正常なのに、緑内障を起こしている患者さんのことです。岐阜県の多治見という都市で、緑内障の長期調査がおこなわれました。そして、緑内障の患者の90％以上の眼圧が、「正常眼圧」だったのです。つまりその方たちは、眼科で「眼圧が正常」だから心配いらないと言われ続けていたのに、「緑内障」になったのです。

　じつは世界では、正常眼圧、などという言い方はもはや「死語」なのです。眼圧はたしかに、経過を見るために重要です。しかし、ほとんどの日本の眼科医が「眼圧が正常範囲にあるので問題ない」と言うのは、まさに非常識な認識です。

　緑内障の原因はハッキリとはしていないのですが、眼圧が重要な要素ではあります。「眼圧は角膜の厚みによって変わるので、その補正をしなくてはならない」という常識が、日本の患者と日本の眼科医にないのは、まさに非常識です。

◇間違い③　緑内障のよい薬が出たので、十分に進行は止められると思っていないか？

緑内障については、新薬が次々と開発されています。そしてそのどれもが高価な薬です。一本（5cc）で数千円もします。

たしかに、眼圧はある程度であれば、薬で下げられるようになりました。しかし、これは治るということではありません。失明する時間を先送りにして、視神経障害の進み方を少しだけ緩やかにしているという意味なのです。

大切なのは、視野の障害の程度に合わせて、目標眼圧を手術によって獲得することです。視野の欠けが進んでいるときは、眼圧をかなり低くしなくてはなりません。目標眼圧を10㎜Hgとするならば、薬ではほぼ不可能です。こうなったら優秀な眼科外科医を探して、自分の眼に適した緑内障手術を、一刻も早く依頼しなくてはなりません。

◇間違い④　緑内障は絶対に治らない、手術できないと思っていないか？

以前、テレビのある番組で、有名なタレントさんが、ご自分が緑内障であることを告白していました。片方の眼はすでにほぼ失明していて、もう一方の眼は加齢黄斑変性が進行しているとのことで、気の毒に思ったものでした。

しかし、私が戸惑ったのは、さらに続けて発せられた「私は緑内障が手術できないと知っていたから」云々《うんぬん》の言葉でした。おそらくそれが、多くの日本人が持つ常識なのだろうとは思いましたが、テレビでそのように発言されてしまうと、この間違った常識がさらに広がってしまいます。

現実には、緑内障手術を確実におこなえる術者が少ないので仕方がない面もありますが、本来であればいくつかの緑内障手術を組み合わせることで、緑内障の進行を抑えられることをぜひ知ってほしいと思います。これを知らずにいつまでも薬に頼っているだけだと、適切な緑内障の手術時期を失うことになってしまいます。

視野の欠損の速さや眼圧のコントロール状況により、早期に適切な緑内障の手術時期を決めて、遅れることなく緑内障手術を施行しなくてはなりません。

現実に、当院には手遅れの方がたくさんやってきます。患者さんが、緑内障手術の可能性と、その有効性を理解できていれば、失明しないで済んだだろう方たちばかりです。

進行性の緑内障で、すでに障害が強くなっている患者さんに、「緑内障の手術を予定しましょう」と告げますと、日本のたいていの患者さんは驚いた顔をします。そして、「緑内障って手術ができるんですか？　初めて聞きました。よその病院では『良い薬があるから大丈夫』と言われたのですが、どんどん症状が進んで悪くなってしまったんですよ。手術ができるなんて、一度も言われていません」と懸念の表情で私に聞き返してきます。

私は「ああ、またか」と思い、ほほえみ返し、「薬は緑内障の進行を抑える効果はあります。しかしある程度進行すると、より眼圧を下げないと進行を抑えられません。薬はしょせん限界があります。あなたの緑内障の悪化を抑えるには手術しかないんです。私たちが開発した緑内障手術を欧米の眼科医が採用して、緑内障の進行を抑えられることは実証しています」と述べると、こんどは緊張が取れた安堵《あんど》の表情を浮かべます。

「ああ良かった。先生のところはお友達に紹介していただいたんですが、おかげで救われました。また他の病院のように、『いずれは失明します』と宣告されるのかと思って、不安だったんです」と述べ「緑内障が手術できるなんて、本当に早く知りたかったです」と、ぽつりとつぶやくのです。

これは決して、特殊な緑内障の患者さんの反応ではありません。非常に多くの患者さんの間違った常識なのです。この「緑内障は治せない」という間違った情報が、日本中でほぼ共通した認識なのです。

◆◆緑内障を早期に発見するためのチェックポイント◆◆

まず、視神経の機能を測ります。

視力、色覚、視野も、いくつもの方法で測ります。

眼圧も何通りにも測ります。

色味の変化は、比較的早くから感じられます。視力は、意外に最後のステージまで残ります。視野が中心だけ残して最後まで残るからです。

視野計は、ハンフリーの視野計が標準です。古いゴールドマン視野計では、測る人の意識が入るので正確には測れません。

眼圧は圧平眼圧計で測りますが、大切なのは、前にも述べたように、角膜が薄いと眼圧は低く出るということです。正常眼圧の10㎜Hgから20㎜Hgというのは、あくまでもドイツ人の眼をモデルに出した値です。ドイツ人の角膜厚は約600ミクロンであり、日本人は550ミクロンほどで、痩せている高齢の女性などでは、450ミクロンほどの方も多いのです。

　ですから眼圧の測定値を補正しなくてはなりません。測定値にプラス1からプラス7ほどの補正値を、表から見て加えます。すると日本人では、正常眼圧と思っていたのが、じつはけっこう高い眼圧の人が多いのです。

　すでに述べましたように、最近は「正常眼圧」という言い方自体を、世界ではやめるようになってきています。その人の眼圧が、その人の視神経を障害するかどうかですので、低い眼圧でも視神経障害が進めば、眼圧をさらに下げる努力が必要です。

　通常は、薬で眼圧を下げるのは限界があるので、手術が必要なほど視神経障害が進んでいれば、ためらわずに緑内障手術をして進行を止めなければなりません。

（6） 網膜剥離をめぐる大間違い

網膜剥離とはどんな病気か？

子どもたちが歩き始めて、本格的にスポーツをするようになるのが10歳くらいからです。私も小学校ではリトルリーグで野球をし、中学ではサッカー選手でした。少々自慢になりますが、今まで数多くの新聞で、眼科医としての私のことを書いていただいていますが、最初に新聞に出たのはサッカー選手としてなのです。中学の時、神奈川県大会で優勝し、3点のハットトリックをした私が写真入りで記事に出ました。

こうして本格的にスポーツを始める年代が、同時に「むき出しの臓器」である眼への外傷が増える時期なのです。眼はとても外傷に弱いのです。野球少年が外野フライの球を取りそこなって眼に当てて、その衝撃で網膜剥離を起こしたりもします。こうした子どもの患者は驚くほど多く来院します。

サッカーでのヘディングや、水泳の飛び込みなど、何でもそうですが、頭や眼への打撲があると、網膜剝離になる可能性は非常に高くなります。

このように小学校高学年から高校時代にかけては、スポーツ外傷での網膜剝離が多いのですが、子どもに網膜剝離が起きると母親はパニックを起こし、子ども専門の病院に行きます。でも、プロローグの例でも書きましたが、子どもの病院では、そもそも眼の手術が相対的に少ないため、網膜剝離の手術の経験をしたことのないお医者さんがほとんどです。

残念ながら、子ども病院で網膜剝離の手術をしても、治る確率は非常に低いのです。

欧米ではとくに、私らのような数千から数万例以上の手術経験上級者しか、子どもの手術はしてはいけないことになっています。

外傷以外でも起こる――壮年期以降の網膜剝離

網膜剝離の好発時期は二峰性で、ラクダのコブのような状況です。まず10代の子どもに多い一方で、50代以上の壮年期にも多くなっています。

50代以上の網膜剝離は、子ども時代に多い外傷由来とは異なり、眼の中の硝子体線維が水と入れ替わってくる老化現象の時期に一致して増えています。動きやすくなった硝子体線維に、網膜が引っ張られて網膜が破け、そこから網膜下に水が入り、網膜剥離が起きるのです。

なんども言及していますが、網膜剥離の伝統的な手術方法に「バックリング法」があります（P49図）。眼球の網膜の破けている場所に、眼球の外側からシリコン製の帯を巻き付けて、内側に出っ張りを作ります。極端に言うと、瓢箪《ひょうたん》のような形に締め付けるのです。

これは、網膜を引っ張っている線維の緊張を緩めているだけですので、網膜剥離の原因である硝子体線維がそのまま残り、根本的な治療とは言えないのです。

ですから、この手術で一時的に落ち着いたように見えても、眼にふたたび強い力が当たると、硝子体線維が揺れて網膜をまた引っ張って、網膜剥離が再発する可能性が高いのです。

このために、以前のプロボクサーは網膜剥離になると引退しなくてはいけなかったのです。

ところが、20年ほど前より、網膜全体を見る装置がドイツで開発され、さらに、小さい切開で、縫わなくても傷口が自動的に塞がる方法と、それに合った機械も同じドイツで開発されました。当時私はドイツで、この方法を開発時から見てきています。

こうして、網膜剥離の原因である硝子体線維を切除することで、完全に根本原因から網膜剥離を治せるようになりました。このために、日本でも私が網膜剥離を完全に治して、ボクサーとして復帰した方々が、何人も世界チャンピオンにまでなるようになりました。ボクシ

網膜剥離と硝子体手術

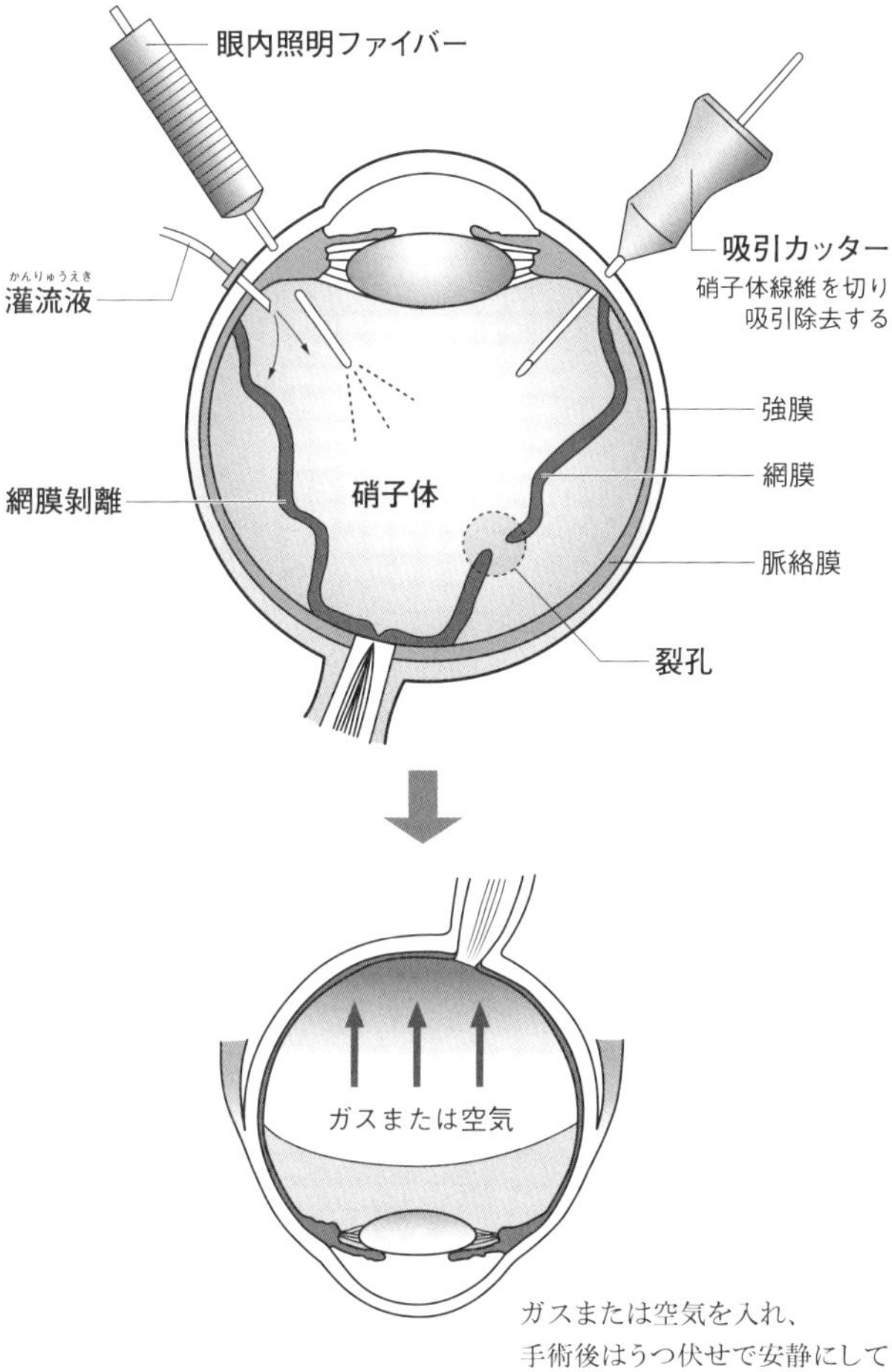

ガスまたは空気を入れ、
手術後はうつ伏せで安静にして
ガスで網膜を押さえる

ングでのコミッショナー通達も変わり、網膜剥離にかかっても、完全に治した後なら復帰できるようになったことは、すでに述べたとおりです。

強い衝撃が加わるボクサーでさえそうなのですから、一般の網膜剥離の患者さんは、最先端の硝子体手術を受けて治せば、どんなスポーツでも再開できます。

網膜剥離のベストの手術治療法は何か？

かつて大阪に、辰吉丈一郎というチャンピオン・ボクサーがいました。彼も網膜剥離を起こし、バックリング手術を受けました。当然ながらその手術では、本質的な意味での成功はなく、現実的な意味では「失敗」しています。

辰吉はボクシングが忘れられずに、その後にトレーニングして復帰しました。しかし眼に衝撃が来れば、当然ながらすぐにまた網膜剥離を起こします。さらに何度か手術を繰り返しましたが、結局引退しました。

先進国の世界的レベルの眼科外科医ならおこなわないバックリング法での手術を受けたのですから、その後に激しいスポーツはもはや無理です。

一方で、いったん引退した後に世界チャンピオンに返り咲いたのが、プロローグでもお伝えしたY選手の例です。彼は、その前に網膜剝離を起こして、某大学病院でのバックリングの手術を左眼に2回受け、失敗し、見えなくなって引退するところでした。しかし彼は、やはりボクシングをあきらめきれずに、日本一の医師にかかりたいと必死で探し出し、我々の病院にやってきました。

両眼とも網膜は穴だらけで、網膜剝離のままでした。バックリング手術を受けた左眼は、視力も0.1程度となり、どんどん見えなくなってきていたのです。さらに右眼にも網膜剝離を起こしており、そのままでは引退は避けられなかったのです。それどころか、失明して、他の仕事に就く機会さえも失うところでした。

世界の先進的眼科外科医は、もはやバックリング法などの旧式の方法はおこないません。私はYに、ドイツの仲間と開発した「広域観察システムＢＩＯＭ」という、網膜をすべて見ることのできる顕微鏡を使って、小切開での硝子体手術をおこないました。

この方法によって、すでに2回のバックリング手術を受けていた左眼の悪い方でも、0.8に回復することができました。さらに運が良かったのは、右眼の網膜剝離は大学病院では手を付けずに放置されていたことでした。

右眼は私が一から手術することができたので、視力は1.2まで回復できました。両眼とも、網膜剥離の根本原因である硝子体線維を切除しています。今後、眼に外傷が加わっても、揺れ動いて網膜を引っ張る硝子体線維は除去していますので、眼球破裂級の力が加わらなければ、まずは大丈夫です。

網膜剥離が治ったことで、Yは現役に復帰することができました。その結果、最終的には究極の世界チャンピオンになったのです。何回目かの防衛戦でいったん敗北し、解説者をしていた時期もありましたが、その後、階級を変えて復帰し、先日、ふたたび世界チャンピオンになったのです。正しい手術をすれば網膜剥離の手術後でも剝がれることはなく、網膜はちゃんと機能できているのです。

その後、この私が施行した近代的硝子体手術で網膜剥離を克服して世界チャンピオンになるボクサーが次々と生まれました。そして近年コミッショナー通達が変更になったことは、すでに述べている通りです。

テレビで彼らの試合の放送を見ていて、復帰してチャンピオンになることを可能にした手術を開発して、本当に良かったと思いました。

◇間違い①　普通の生活では子どもは網膜剝離になどならないと思っていないか？

網膜剝離といえば、やはりボクサーなどの激しく危険をともなうスポーツをしている方がなる病気というイメージがあります。また、加齢でなることを知っている方にとっては、普通に生活しているお子さんが網膜剝離になるなんて、想像もつかないかもしれません。

しかし実際には、さきほども書きましたように、急激に網膜剝離が増える好発年齢は10歳代です。

10代で激しいスポーツを始めることが多いという理由はすでに挙げましたが、これ以外にも、スポーツだけでなく、結構無茶や乱暴なことをしはじめたり、なぐったりなぐられたりの喧嘩《けんか》もし始めます。いずれにしろ、眼に衝撃を加える機会が増える年齢が、10歳過ぎぐらいなのです。

また、小さい子でも、普段の生活の中で、期せずして眼に衝撃を受けたときには網膜剝離を起こします。子どもが眼を打ったときには、眼科できちんと診てもらうことが大切です。

以下は、最近経験した、お子さんの網膜剝離の例です。少し長くなりますが、ぜひ知っておいていただきたい内容なので、ここでご紹介いたします。

11歳の女の子の例――大学病院という落とし穴

11歳のとてもかわいらしい女の子が網膜剝離で来院しました。この子は神戸の有名な女子大学の付属小学校に通っていました。運動中の事故で頭を強くぶつけて、急に見えなくなったのです。神戸の町の眼科にかかると、「網膜剝離なので、すぐに大学病院へ行くように」と紹介されました。これはごく普通の対応です。でも、じつはこれが困るのです。

某大学病院に行くと、やはり診断は網膜剝離で、「失明するのですぐに手術をしなくては駄目だ」と言われました。ここで母親は最初のパニックを起こします。判断する知識も基準もありませんから、言われるがままに、教育病院である大学病院での手術を承諾しました。これもごく普通の反応ですが、ここに落とし穴があります。

町の眼科では無論、手術は出来ないでしょうが、それでは大学病院での手術であれば、最適の場だったのでしょうか。ここまで読んでいただいたみなさんにはもうお分かりかと思います。いわゆる研修病院といわれる大学病院や総合病院での眼科では、たとえば患者がよほど内部の事情に詳しくて、日本では数少ない手術の上手い眼科外科医に頼むことができるか、もしくはそうした医師に偶然出会うことができなければ、網膜剝離手術を安心して任せることはできません。日本には優秀な眼科外科医は非常に少なく、研修病院ではまずは練習台になるのがオチですから。つまり、手術に失敗する確率が非常に高いのです。

案の定、この可愛い女の子は、バックリング法でまずは手術されました。そしてその理由が、「水晶体を残すため」だというのです。これも落とし穴です。

これらの研修病院では網膜剝離の手術方法について、「水晶体を残すためにはシリコンを巻くバックリング法しかない」と説明するそうです。詳しく言えば、「硝子体手術という方法では、水晶体が濁り白内障になるので、現段階で白内障がなくても、同時に白内障手術（水晶体を取り出す手術）をしなければならない」と説明されます。現実にこの女の子の親御さんも、「硝子体手術をするなら、たとえ子どもでも水晶体手術をしなくてはならない」と説明されたそうです。

これは間違った考えであるばかりでなく、ごまかしでもあります。多くの研修病院のレベルでは、水晶体があると硝子体手術操作が難しくてできないため、水晶体を取ってしまっているのが現状です。たしかに網膜剝離手術で網膜を押さえるのにガスを使うと、ガス白内障になります。でも、きちんとした上級者によるきれいな手術なら、若い患者では水晶体は必ず透明に戻ります。しかし初心者による手術では、水晶体に触れてしまったりして、外傷性白内障（これは透明には戻りません）を起こすことがあります。ここでも手術の腕の差が顕著に出るのです。

研修病院の問題点

こうしてこの女の子は、まずバックリングの手術を受けました。手術はうまくいったと手術後に言われたそうです。ところが、視力は出ないのです。「日柄《ひがら》もの（日にちが経てば治るという意味）です」と言われたようです。研修病院での網膜剝離手術後にしばしば見られるのは、網膜が薄く剝がれたままなのに、「網膜の下に残った液体がいずれ吸収されるので心配ない」と言われることとです。このように、剝がれたままで「治っている」と言われて、しかし視力が出ずに、当院を頼って逃げてくる患者が後を絶ちません。何百人も来ます。

お年寄りの場合には、網膜下液が液体になっているので、網膜色素上皮のポンプ作用で吸収されることもあり得るのですが、若い患者では網膜下の液がドロッとしたゲル状の液です。これが自然に抜けることはまずはありません。そのうちに薄く剝がれた神経網膜が萎縮してきて、後で網膜を付けても視力が戻らなくなります。

このような気の毒な若い患者が、助けを求めて数多く当院に来るため、何とかしてやりたいと思って、手術をした大学病院に「なぜ剝がれたままで放置しているのか」と電話をしたことがあります。その答えは「これでいいんです」とのこと。過ちを認めずに、逆切れする者もいます。もしくはちゃんとした手術を知らないのです。そのときの患者は20歳でしたが、やはり研修病院を信頼していたのかそちらに戻ってしまい、そのまま失明しました。もちろん、網膜剝離のまま放置などしては駄目です。失明するからです。

この女の子は、手術をしても視力が出ないので、母親は心配してまたパニックを起こしてしまったようです。その時点で研修病院を出ればよかったのですが、やはりその時には冷静な気持ちにはなれなかったようです。その大学病院での説明は、網膜の再剝離が起きたということで、今度は硝子体手術をしようと言われたのです。

ここにも、隠されたトリックがあります。もし本当に上級者レベルの硝子体手術ができるのであれば、最初から硝子体手術をおこなっているはずです。つまり、バックリング法では治らないと知っていたか、気づいたのかは分かりませんが、彼らにすれば「やむを得ずに今度は、苦手な、できもしない硝子体手術を選択した」のです。ここが問題です。

硝子体手術は、バックリング法よりもはるかに難しい方法です。研修病院では手軽にできないのです。正直に、「研修病院では硝子体手術は難しいから、より易しいバックリング方法を選んだ」と言うのなら、患者も納得できます。因《ちな》みに何度も言いますが、私だって研修病院を否定などしません。やはり患者を通して技術を磨くことにも重要な面があります。しかし、問題は研修病院が、「患者で研修、もしくは練習していることを、患者に隠して説明しない」ことです。

欧米にも、大学や総合病院などの研修病院は当然あります。違うのは、前にも述べましたが、例えば手術する医師はスミス医師であり、指導医はフカサク医師であるということを患者にきちんと伝えているのです。しかも、とくにアメリカは分かりやすいのですが、我々のような上級者が術者の場合には手術代がとても高くて、研修医の手術であれば非常に安く済むのです。つまり、練習台になるのであれば、その代わりにとても安いのです。ですから、患者も納得して契約するのです。

これは、美容院でもカリスマ美容師だとかなり高くて、研修中の美容師ではすごく安いのに似ています。しかし日本では、医療費ということになると、我々のような超上級者の手術でも、研修病院の医師の手術でも、金額は同じなのです。いや、我々なら、まずは一回の手術で治るので、かえって安いともいえます。

患者にとって、こんな良い国はないでしょう。日本ではどこの医療機関で手術を受けても、同じ保険で受けられるのです。アメリカなどは経済格差は当たり前のこととされている厳しい社会ですから、上級医師にかかりたければかなり高い保険料を払わないとなりません。しかし、世界でも稀《まれ》な社会主義的な医療保険制度を持っている日本では、患者に大変優しい仕組みがあるのです。しかし、患者の側がこれを生かしていません。なぜ、手術を受ける前に十分な調査をして、最高位の医療機関で最高の手術を受けないのかが不思議です。

網膜剝離など、手遅れでない限り、我々のような世界的な手術経験数の眼科外科医なら、1回で完全に治すのが普通です。なぜ研修病院でわざわざ練習台になり、何回もの手術を受けて、手術回数分の（我々の何倍もの）費用を請求され、しかも視力が出ないことを我慢するのかが不思議です。日本の眼科医療の問題は、本当の情報が隠されていることでしょう。「〇〇で眼が治る」とか、「眼の運動で老眼を治す」とか、わけの分からない、つまりかえって眼を悪くするような眼の一般本ばかりがひしめいている、本屋の店頭を見るとわかります。患者さんは本当の情報に触れていないのです。

三度の手術でようやく気付いた母親

この患者さんのお話にもどります。この11歳の女の子は、2度目の手術では硝子体手術を予定されました。そして術者が未熟であるがゆえに、硝子体手術のために水晶体を取られたのです。しかも人工眼内レンズも入っていないのです。あるべき水晶体のカプセルさえないのです。はっきり言うと、白内障手術も失敗したのです。

こんな術者ですから、ちゃんとした硝子体手術などできるわけがないのです。網膜には多くの穴を開けられ、硝子体手術であれば通常はレーザーなのですが、旧式の冷凍凝固を全周に当てられ、網膜はボロボロになったのです。

そこにガスを入れて長い間うつ伏せにしていました。ガスが抜けると、初めから網膜剝離は治っていませんから、網膜はすぐに浮いてきます。主治医からは、「一回治ったのに、また網膜が再剝離した」との説明でした。そして再手術が必要と、3回目の手術となったのです。

もはや、母親は完全にパニック状態です。言われるままに手術を受けました。今度も、硝子体手術でした。何度も言いますが、技術がない術者は硝子体手術に手を出してはいけません。もはや救いようがなくなるからです。3回目の手術では網膜が剥がれたままの上にシリコンオイルを入れられていました。網膜が剥がれていてシリコンオイルを入れると、増殖膜がひどく張ってきます。シリコンオイルはあくまでも、網膜を完全に復位してから使うものなのです。

当然、3回目の手術後も見えるようにはなりませんでした。疲れ切った母親は、初めて目が覚めたのです。このままいたのでは娘の眼がつぶれると気付きました。そしてできる限りの調査をした結果、日本で一番多くの手術をしている施設で、かつ評判の良い施設として、初めて深作眼科横浜本院へと神戸から訪れました。

初診で診た時の眼は、正直言って悲惨な状況でした。水晶体はもはやなく、カプセルもない。虹彩の下を切除していました。この方法は何十年も前の方法です。網膜は全剥離であり、それなのに中途半端にシリコンオイルが入っていました。視力はもはやなくて、光だけをどうにか感じる程度の光覚弁まで落ちていました。どうやら、術者は諦めていたらしく、眼の形が残せるようにシリコンを入れたと説明したようです。これもじつは間違いで、シリコンを中途半端に入れてある状況では必ず眼球癆《がんきゆうろう》となって、眼が小さく縮まって白くなります。

こんなかわいらしい女の子が視力を失うばかりか、将来どんなに容姿で苦しむのかが分かるので、これは困ったと思いました。患者と母親には丁寧に現状を説明して、「さらに硝子体手術をしても、通常のような良い結果は出ないかもしれない」とも説明しました。とにかく、劣悪な手術によって、眼球や網膜などが本来の形を失っていたのです。緊急入院させ、翌日に手術しました。

まずは、水晶体がないので角膜にも影響するために、人工レンズを縫着しました。さらに、近代的な硝子体手術をしました。網膜の表面に張った増殖膜を丁寧に除去して、網膜の裏面にも張った索状《さくじょう》の増殖組織を取り除きました。網膜がひどく弱っていたので非常に難しい手術でした。通常は網膜剝離の手術は約30分で終わるのですが、この患者は2時間ほどかかりました。網膜が伸びて付くことを確認してガスを入れました。そして2週間のうつ伏せ位を指示しました。

初めから当院での手術であれば、通常の網膜剝離手術後は空気を入れてうつ伏せをするので、5日ほどで治ります。ですから、他院で手を付けて変な状況になってから来るのは、本当に止めてほしいのです。この女の子は術後2週間を過ぎてから、幸い少しずつ視力が出てきました。やはり若いからでしょうか、回復も良いのでしょう。

女の子自身の勇気ある決断

ところが、さらに手術後1か月後の再診時に、一部の網膜が付いていないのが分かりました。網膜下の索状物が強くて、そこが網膜の復位する障害になったのです。前医の大学病院のカルテが送られてきました。やはり、眼底写真を見ると、最初は大したことのない網膜剥離でした。ほんとにそこで手を付けてさえいなければ、もっと早く確実に治せたのです。

再診時に私は正直に、一部の網膜が付いていないこと、そこから将来必ず剥がれるだろうと説明しました。すると、またしても、母親はパニックを起こしてしまいました。母親曰《いわ》く、「今通っている名門女子大の付属小学校は進級が厳しい。ここでさらに休むと中学に入れてもらえないかもしれない」と言うのです。

私も困ったなと思いました。しかしここであきらめたら、将来失明しますので、「もう一回硝子体手術をして、網膜の増殖膜と網膜下の索状膜を除去したい。学校の先生にも眼の病気だと伝えれば、進級に不利になることはないはずですよ」と説得したのです。それでも母親は、あくまでも神戸に帰りたいと言います。長く説得しましたが、他の患者も多く待たせていますので、「一時間後にまた聞きますので、お二人で相談してください」と、いったん診察室を出てもらいました。

そして一時間後に二人を呼ぶと、母親ではなく、その11歳の女の子が、決死の覚悟の表情で言ったのです。「先生、私の眼を治してください。手術してください」。母親は後ろで少し不満そうに黙っていました。正直ジーンと来ました。こんな小さな子が勇気を奮《ふる》って、助けを求めているのです。全力を尽くそうと思いました。

数か月先まで手術予定でいっぱいであり、入院ベッドもいっぱいでしたが、症状の軽い患者さんに日帰り手術に変えてもらい、その日のうちに手術を実行しました。残った増殖膜を弱った網膜から丁寧に除去し、網膜下の索状物を小さな穴から丁寧に引きずり出し除去しました。網膜を完全に復位させてから、今度はガスではなく、長期間押さえる効果のあるシリコンオイルを使いました。

女の子は1週間後に神戸に帰りました。その後の経過観察で、徐々に視力は出てきました。2か月後には、0.6まで視力が回復したのです。そして、シリコンオイルを除去した後も、経過観察は順調でした。半年後には何と1.0の視力まで回復しました。

再診時に母親が嬉しそうに、「娘は中学に進級できました」と報告してくれました。私もほっとしました。そして「こんなにしっかりした娘さんを持って幸せですよ。大事にしてやってください」と述べると、母親は嬉しそうにお礼を述べました。パニックを起こした同じ母親とは思えない、幸せな顔でした。そして、初診時よりますます可愛くなったその女の子は、よく見える喜びを満面の笑顔で伝えてくれたのでした。

とかく子どもさんが網膜剝離になると、親御さんはパニックを起こして正しい判断力がなくなります。研修病院ではない、本当に良い眼科を選ぶには時間がかかるかもしれません。もちろん、手術が早いに越したことはないのですが、数週間、網膜剝離の治療がずれても、大丈夫です。変に手を付けていないことが一番大事です。初めから最高の手術をすることがすべてに優先します。パニックを起こして慌てないでください。

◇間違い②　サッカーや水泳などでは網膜剝離にはならないと思っていないか？

ボクサーに網膜剝離が多いのはよく知られています。顔にパンチが当たった瞬間をテレビのスローモーション映像などで見ると分かりますが、顔が信じられないほどに歪んでおり、パンチがいかに強力かが分かります。後楽園ホールでボクシングの試合を見たことがありますが、顔などにパンチが当たるときに、「バシバシ」「ボスボス」と鈍《にぶ》い音がして、汗のしぶきが宙を舞っているのを見ると、そのすさまじい破壊力が理解できます。たしかに網膜が裂けて、「網膜剝離」が起きるのは当然なのです。

ところが、すでに述べましたように、花粉症などで眼をこする人でも、網膜剝離は起きるのです。しょっちゅう眼をこするということは、一回一回は弱い力でも、累積するとボクサーの強いパンチ一発くらいの力が眼に加わっているのと同じになるのです。アトピーの方はより明らかです。アトピーの方は一日に数百回と眼をこすり、時には叩く人もいます。この際の眼への衝撃は、合わせるとかなり強い衝撃です。

そしてボクサーだけでなく、多くの10代や20代の方が、サッカーや水泳、野球などの身近なスポーツで、白内障や網膜剝離になっています。

脳は頭蓋骨に、心臓は肋骨に守られていますが、眼はむき出しの臓器なのです。外傷に極端に弱いことをくれぐれも忘れないでください。そして眼を強く打つなどの事故が起きた場合には、ぜひ、上級の腕を持つ眼科外科医を見つけて、きちんと診てもらってください。

◇間違い③　網膜剥離の手術後には過激なスポーツはできないと思っていないか？

これについては、ここまでに何度も書いてきていますね。

以前のボクシング界では、コミッショナー通達によって、網膜剥離を理由に引退せざるを得なかったボクサーが多かったことからも分かるように、網膜剥離になると、その後は激しい運動はできないと（いまだに）思われています。昔はバックリングによる手術しかなく、激しいスポーツをすれば必ず網膜剥離が再発するので、ボクサーを引退せざるを得なかったのです。

しかし、我々が器具から開発した、小切開で無縫合の硝子体手術でなら、完全に網膜剥離を治すことができます。網膜剥離の原因である硝子体線維の牽引を完全に取ってありますから、時間をおけば手術後にでも激しいスポーツができます。

原因がなくなっていれば、そして網膜剥離をきちんと治してあれば、再発などはまず起こらないと思ってください。

◆◆網膜剥離を早期に発見するためのチェックポイント◆◆

網膜に穴が開いていると、そこから色素細胞が飛び出てきて、線維化が起きます。すると、「飛蚊症《ひぶんしょう》」（眼の前に黒い点のようなもの、ゴミや虫のようなものがチラチラと飛んで見えること）の症状が急激に増加してきます。この症状が、「網膜に穴が開いている」ことが、ある程度自覚的に分かる症状です。

また、硝子体線維が引っ張られると、電気反応が起きて、光が飛んでいるように感じます。これを光視症《こうししょう》といいます。光視症も、網膜に穴が開いているとよく起こる反応で、網膜に穴がある可能性が早期に分かります。

カレンダーを使ったセルフテストもあります。緑内障と同様のもので、片眼ずつ検査します。カレンダーの中心部分にある数字を見つめて、眼を動かさないままにカレンダーの数字を端から読んでいきます。もしも視野が欠けていれば、そこの数字が読めなくなります。この方法で、自分で簡単に、ある程度の視野の欠損が分かります。

視野の欠けが急速に進行する例があります。たとえば、下からだんだんと見える範囲が欠けると、網膜の穴は上にあって、そこから急速に網膜剥離が進んでいると予想されます。見える像は、水晶体レンズで像が反転するために、網膜剥離と視野の欠損は上下左右逆になるのです。

（７）加齢黄斑変性をめぐる大間違い

加齢黄斑変性とはどんな病気か？

研究の進んでいるアメリカでは、50歳以上では加齢黄斑変性の患者が１４００万人いて、毎年20万人ずつ増えているといわれています。日本では残念ながら統計もきちんとしていないので、患者数は80万人だとか90万人などといわれています。しかし人口比からして、患者は５００万人はいるであろうと思われます。

先進国では、眼科外科医の充実で、他の眼の疾患が治る方が増えてきていますので、この加齢黄斑変性は失明原因の第１位となり、恐れられている病気です。

加齢黄斑変性とは、その名のとおり、加齢により黄斑部（網膜の中心の部分）に病変が現れて、ものが見えにくくなる病気です。世界では、網膜にドルーゼンという加齢物質がたまってきたことで診断されます。しかし日本では、診断のために独自のおかしな基準をつくっていて、その基準による間違った治療により眼をつぶす人が出ています。

この加齢黄斑変性を話題にして、私は昨年（２０１５年）３月放送のテレビ番組『主治医が見つかる診療所』（テレビ東京）でお話ししました。この番組に出演した後に起きた騒動も含めて、ここでは日本の加齢黄斑変性をめぐる大間違いについて、お伝えしたいと思います。

◇間違い① 加齢黄斑変性は治せないと思っていないか？

早期、中期であれば、抗ＶＥＧＦ抗体と硝子体手術で治せる

昨年（２０１５年）、『主治医が見つかる診療所』というテレビの医療番組から、加齢黄斑変性の話をしてくれとの依頼がありました。すでに大学病院などで加齢黄斑変性と診断され、治療法がないと言われて、助けを求めて当院に来院した患者さん６人を取材の対象としました。私もその診断（加齢黄斑変性）に間違いないのを確認した方たちです。

その方たちには、抗ＶＥＧＦ抗体（ＶＥＧＦというのは血管内皮増殖因子のことで、加齢黄斑変性ではこれにより黄斑部に新生血管が作られてしまいます）のアヴァスティンの硝子体注射と、さらに必要に応じて私が開発した方法での硝子体手術を施行しました。すると、すべての方たちで視力が出たのです。驚くほどの効果でした。

うち1人の患者は、3か所以上の大学病院で「治療法がない」と言われていた中期の加齢黄斑変性の患者でした。その患者にもテレビ局は、初診時から検査時まで直接取材し、症状のインタビューをしていました。

患者の視野は、縦も横も線がひどく歪んで見えていました。階段も歪んで見えるので、恐くて手すりを持たないと歩けないほどでした。視力も矯正で最高0.5でした。手術の様子も、カメラが手術室に入って取材していました。

そして手術から1週間後の早朝、私が患者を診察する前に、番組スタッフは患者のインタビューを終えていました。患者はニコニコ顔でした。縦も横も線の歪みはまったくなくなり、視力も0.5から1.0まで向上していたからです。網膜の断層撮影でも、治癒したことがわかりました。

テレビで放送後、送られてきた中傷メール

このように、加齢黄斑変性は早期であれば、眼科用のアヴァスティン（＝抗ＶＥＧＦ抗体

＊注：これは眼科用のアヴァスティンであり、大腸癌用のアヴァスティンを使っては駄目です）の硝子体注射で治療できます。また、中期の患者は、硝子体手術で完治できる可能性があります。しかし末期は非常に予後が悪いのです。変性が強くなったり出血がひどかったりして、網膜の錐体細胞が死滅してしまうからです。ですから早期か中期までに治療して治すことが重要です。

放送後、テレビ局には、視聴者から約１０００通の感謝のメールが届きました。ところが、「治療法がない」と患者に伝えていた施設でしょうか、医療機関らしきところから、匿名の誹謗中傷のメールが5通来ました。匿名らしく、内容は科学的でないもの、感情的なものでした。「手術した患者は別の患者ではないのか」「手術の前と手術後の患者を入れ替えたのでは」などと、冗談のような内容の中傷メールでした。

そもそも、そんなケチがつかないようにと、すべての例において、大学病院で加齢黄斑変性と診断され、治療法がないと放置された方々ばかりを選びました。病名の診断が正しかったことも確認しています。

自分が一度「治療法がない」として放置したのなら、その後で私が治しても、文句をつけられるいわれはないのですが、要するに、自分らができないことを成し遂げたことへのやっかみなのでしょう。

真に医学的な論争であれば、匿名ではなく、直接私の目の前に来て主張してくれれば、きちんと教えてあげるのにと思った次第です。「手術の前後で別の人間」という中傷は、初めは意味がわからなかったのですが、本気でそんな荒唐無稽《こうとうむけい》の話をしているようでした。

日本人の悪いところは、正面切ってはおとなしいのですが、裏ではどんなに汚いことでも、わからなければよいとばかりにケチをつけることです。また、新しい知識にはいつでも難癖《なんくせ》をつけるのも困ったことです。

世界では新しい知見を示さないと誰も相手にさえしてくれません。今年（２０１６年）、アメリカの国際眼科学会で、私は20回目の受賞をしました。私がつねに世界を驚かす新しい知見と新しい手術を提案して、それが世界の眼科の発展に寄与していることを、世界の眼科外科医はよく分かっているのです。加齢黄斑変性の治療では、世界的な基準があるのに、日本では独特の基準を作り、メーカーに利益が行くようにしています。

日本人の眼をつぶしたＰＤＴレーザー照射

この加齢黄斑変性の独自の基準について、ここで詳しく書きます。

じつは、ドイツで15年以上前に開発された、造影剤注射後に黄斑部にレーザー照射をする治療法である「ＰＤＴ」という方法があります。この方法は、その後ドイツの研究で、かえって視力を悪くするということがわかり、誰もおこなわない否定された方法として消え去ってしまいました。

しかし、世界でおこなわれなくなってから、日本にこの方法が入ってきたのです。いくら日本の医師が世界の流れに疎《うと》いとはいえ、これは驚きでした。ＮＨＫのテレビ番組で、Ｎ大学の教授が「ＰＤＴレーザー療法で加齢黄斑変性が治ります」と自信満々で話したのです。

私は「これはいくら何でもまずいだろう」と思い、テレビのニュースや新聞で、何度もこの「ＰＤＴレーザー療法は世界で否定されているので受けてはいけない」というメッセージを送りました。これを見て救われた人も多いのですが、Ｎ大学などの大学病院のキャンペーンによって、何万人もの患者がＰＤＴ法によるレーザー治療を受けて、多くが視力を失ったのです。

ＰＤＴが否定されることになった経過については、ドイツで勉強し、ドイツの学会で発表もしている私はよく知っていました。しかしドイツで否定された数年後に、日本にこのＰＤＴが入ってきて、多数の被害を出したのです。この事態に、私は日本の学会で、その旗振り役のボスに直接、「世界で否定されたＰＤＴレーザー治療などを、なぜ日本に入れるのか」と質問したところ、その方は「日本人は眼が違うのだ」と述べました。しかし、日本人の眼が違うわけではありません。日本で決めた独特の基準に問題があるのです。

日本の基準では、加齢黄斑変性は「新生血管があるもの」とされています。しかし世界の基準では、新生血管の有無は関係ありません。先ほども述べました「ドルーゼン」という老廃物の網膜での出現が診断の最初です。

つまり、日本のボスは、日本人は新生血管ができる加齢黄斑変性が多いので、ＰＤＴで新生血管をつぶすのが効果があるのだと言いたかったようです。しかし、世界の基準では、新生血管のない加齢黄斑変性が一般的です。しかも、新生血管のある眼にＰＤＴをおこなったところ、黄斑部の新生血管だけでなく、正常細胞までが潰れてしまい、視力がなくなる患者が続発したのです。それでこのＰＤＴ法は世界で否定されたのです。

なぜ世界で否定されたのに、その後日本に入ってきたのか。それは、レーザーのときに使う造影剤の販売元が、大学に多くの寄付金を出しており、その費用がかかったこともあって、何とか元を取ろうと大学のお墨付きで認可を取ったのです。そして大学の講習会を受けた者のみがＰＤＴを使用できるとするなどの体制を作り、日本人の患者に世界で否定された方法のレーザーPDTを施行したのです。

ＰＤＴは片眼1回40万円で、３回を標準としておこなえば、片眼１２０万円の収入です。その旗振り役の大学では、「レーザーセンター」なるものを作り、ＰＤＴを大量におこない、大学はたいへんに潤ったようです。

しかし、結局は私が警告したとおり、多くの失明者を作り、そのボスは最近はどこに行ったのかもわからなくなっています。そして日本では、「加齢黄斑変性は治せない病気」との間違った認識が広まってしまいました。

こうして日本人を何万人も失明させた責任はどうとるのか。全国の大学病院も、この方法を反省もなく闇に葬りつつあります。気の毒なのは、日本の大学病院を信じてレーザー治療を受け、失明した患者たちです。日本の医師が世界基準のレベルにあれば、ドイツで悪い結果が出たレーザーＰＤＴなどを導入することは避けられ、多くの日本人の眼をつぶすこともなかったはずです。

最新の手術法でなら治せる

一方で、わたしが主張し、世界では標準になりつつある、初期のアヴァスティンの硝子体注射と、中期の硝子体手術法では、加齢黄斑変性はきちんと治せるようになりました。末期になると、さすがに治療は難しいので、早く治療をすることが大切です。

今では副作用の強い血管造影剤など使わないで、加齢黄斑変性の新生血管を撮影できる最新機械もでき、当院でも使っています。早く見つけて正しい方法で治療すれば、加齢黄斑変性は治せる可能性が高いのです。あきらめずに、できるだけ早く正しい診断をつけて、正しい治療を開始してほしいと思います。

日本独自の分類について、もう少し詳しく書かせてください。

日本では、先にも書きましたとおり、新生血管を持つか、それが消褪《しょうたい》したものを加齢黄斑変性としているのですが、国際分類では新生血管の有無は関係なく、加齢物質のドルーゼンの存在が最初の診断になります。

ドルーゼンは、小さな丸い、黄味がかった物質で、網膜色素上皮のレベルにあります。またこれは、顆粒《かりゅう》状の油性成分で、膠原繊維がある網膜色素上皮由来とされる沈着物質で、ブルフ膜というところにもあります。

日本の分類方法では、「ドルーゼンのあるドライタイプ」は欧米で多いことになります。

ドルーゼンは視細胞を覆って視力障害を起こします。視力が落ちたり、暗視力低下が出ます。

そして、50歳以上の患者では、この小さな黄色の沈着物は良く見られるのです。このうちのある程度が、網膜の変性や血管新生の原因となります。網膜色素上皮異常や網膜色素上皮剥離が起きやすいのです。この後、12〜20％の症例で、地図状萎縮病巣となることもあります。

一方で、「ウエットタイプの加齢黄斑変性は血管新生と出血を伴う」とされています。日本ではこれが加齢黄斑変性の基準とされているのですね。このような症例では文字通り、血管新生が起きています。これに対しては初期ならば、さきほどの抗ＶＥＧＦ抗体が効きます。問題は中期以降です。日本では中期以降は治療法がないとされることがほとんどです。これに対して、私は硝子体手術の応用法を開発しました。以下、詳しい症例でみてみましょう。

治療はできないとされた男性の例

60歳の男性です。平成24年10月ごろより「縦線の歪みと視力低下、部分的に中央が暗く見える」という症状が出て、町の眼科医院を受診します。そこで大学病院を紹介されました。大学病院では加齢黄斑変性と診断され、治療はできないとされたそうです。さらに別の大学病院と、眼科病院にもかかりましたが、どちらでもやはり、治療はできないとされたといいます。

評判を聞いて、当院に平成25年２月21日に初診となりました。眼底検査で、加齢黄斑変性を認めました。新生血管増殖と黄斑部の出血も認めました。物が歪んで見え、とくに縦の線が歪んで見えました。暗く見えて、視力も低下しています。矯正視力は0.3で、裸眼視力は0.1でした。

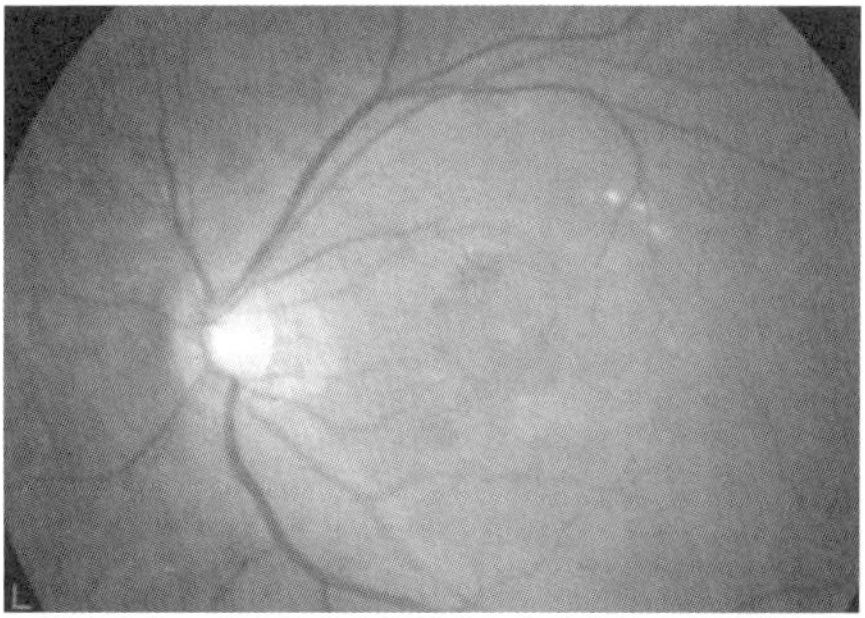

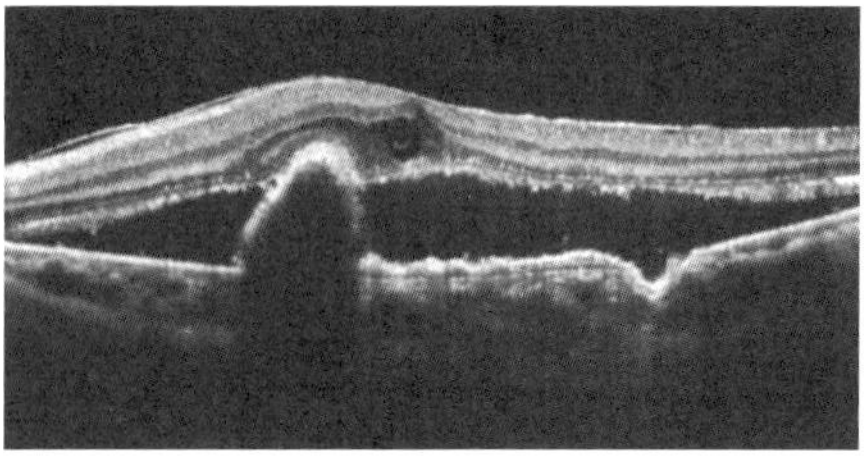

眼底カメラで、黄斑部の中央に新生血管と出血を認めました（写真上）。眼底カメラのＯＣＴ断層撮影像（写真下）では、新生血管の立ち上がりと、血液成分が、脈絡膜から網膜色素上皮を突き破って神経網膜に達している新生血管から漏れていて、漿液《しょうえき》性の網膜剥離も合併していることがわかりました。

まずは、アヴァスティン（抗ＶＥＧＦ抗体）を注射することにしました。

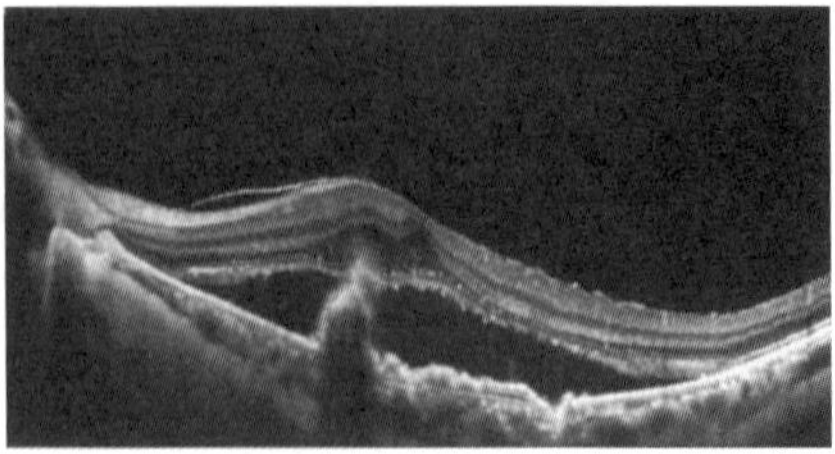

1か月ごとに注射したところ、徐々に新生血管も引いて、かつ網膜剥離も改善しました。

しかし、翌年にはまた状態が悪くなりました。上の写真が、平成26年2月26日のアヴァスティン注射後のOCTです。異常所見の丈は低くなりましたが、重症例であり、いまだ網膜下の血液漿液性成分は残っています。しかも、増殖膜が黄斑上膜の形で残っていて、見え方の歪みはかなりありました。

そこで硝子体手術を施行しました。これは一般のイメージでの硝子体手術ではありません。加齢黄斑変性だけでなく、炎症反応があり網膜上で増殖膜変化が起きた場合には、網膜黄斑部に膜が張っていることが多いものです。これは「黄斑上膜」と形態的に総称しますが、病名ではありません。黄斑部に増殖膜が張ると、光が歪んで、物が歪んで見える原因となります。

ですから黄斑部の炎症後の増殖膜、つまり黄斑上膜を除去します。さらにまた、網膜下の血液漿液成分を除去するために、網膜の硬い膜である内境界膜も剥離しました。さらに、空気環流下で網膜を押さえつけたことで、黄斑網膜下の血漿成分も硝子体中に拡散吸収されました。

この結果、患者の見え方の歪みは完全にとれ、視力も1.2まで改善しました。次の網膜断層撮影像のＯＣＴを見ると、見事に網膜黄斑下の液体が消失していることが分かります。

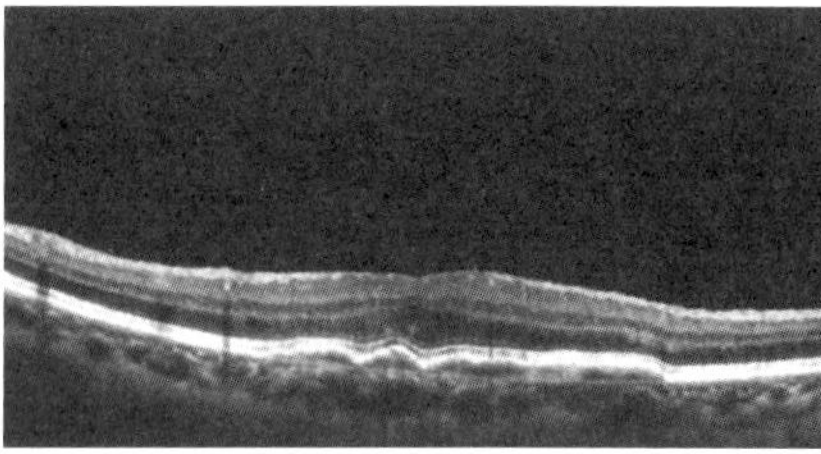

この症例についても、先の『主治医が見つかる診療所』で紹介したものです。それまでも、加齢黄斑変性が進行した患者さんたちの多くが、「治療方法がない」と言われて絶望感に陥っていました。しかし、具体的に硝子体手術によって治せる道があると知って、放送局には１０００通ほどの感謝のメールが届いたことは先ほども述べました。

一方で匿名の誹謗メールが5通来たこともすでに書きました。そもそも、匿名のメールなど相手にする方がおかしいのですが、テレビ局は私にそれを見せてくれました。匿名でしたが、誰が送ったかは推測ができました。しかし、これらの患者は大学病院などの複数の研修病院で加齢黄斑変性と診断され、かつ治療法がないとされた患者たちです。収録の際には、私は患者が3つ以上の大学病院で加齢黄斑変性と診断されたことも述べたのですが、テレビ局はそれをあえてカットしました。大学病院で治療できなかった事実をカットしたわけです。それを知らずに、「診断が違う」などという中傷メールを送ってくるのですから、まさに「天に唾《つば》する行為」なのです。

この新しい加齢黄斑変性への硝子体手術方法は、欧米では追試する医師もいて、画期的な手術方法との評価を得ています。

日本では、つねに新しい方法は非難を受けます。欧米では、新しい方法でないと、誰も尊重も評価もしません。つまり、私が開発した加齢黄斑変性への根本的手術方法は、欧米の眼科外科医のレベルでないと理解できないのです。

自分の知らない世界最先端の方法を、謙虚な気持ちで真摯《しんし》に聞いて、日本人の患者を救う一助にしてもらいたいものです。ですが、匿名なので、返信もできない有様です。

このように、いまや、加齢黄斑変性は治せる病気になってきています。初期ではアヴァスティンの硝子体内注射が効果的で、中期ではより洗練された世界基準での硝子体手術において多くは治せるようになったのです。

治療法として気をつけるべきなのは、先ほども述べましたように、レーザーでの治療は効果がなく、むしろ網膜の傷害を増加させるということです。

また、これは今後の研究成果が待たれますが、加齢黄斑変性は遺伝疾患の面があるため、遺伝子解析が進行中です。

診断においては、現在では多くの良い診断機械ができています。加齢黄斑変性では、断層撮影のＯＣＴを撮影すると理解しやすいのです。ＯＣＴを使うと、「新生血管や黄斑部の局所の剝離」が良くわかります。

◇間違い②　加齢黄斑変性には良い薬はないと思っていないか？

これは「ブルーベリー」の項でも書きましたが、ＮＩＨ（アメリカ国立衛生研究所）で報告のあった、加齢黄斑変性への予防的効果としてのサプリメントの使用は可能性があるとは思っています。

ルテインとゼアキサンチンは、網膜にあるカロテノイドの一種であり、サプリメントの形で摂取すると、重要な予防効果がある可能性があります。この二つの物質は、生体内では合成されないため、ふだんは野菜や果物から食物として摂取しています。

加齢黄斑変性で障害される網膜の黄斑部は、ものを見るのに最も重要な場所です。この中央部にはゼアキサンチンが多く、黄斑部の周辺にはルテインが多くあります。これら黄色の色素であるカロテノイドは、活性酸素を消去し、黄斑部の障害を抑制する可能性があります。

さらに、パソコンやスマホの液晶画面、LEDなどから出るブルーライトは網膜を障害しますが、黄斑部のこれらの黄斑色素は、ブルーライトを遮光する光保護機能を持っています。摂取されたルテイン、ゼアキサンチンは、血液を通って黄斑部に集まってきて、黄色い色素なので反対色であるブルーの短波長を吸収遮断します。これにより黄斑部の視細胞である錐体細胞などを守る可能性があることも、すでに述べた通りです。

さらに、DHAやEPAといった抗酸化作用のある脂質（一般的にはオメガ3とも呼ばれている油）が、とくに網膜にある錐体細胞や桿体細胞を守っています。これらは魚に多く含まれますが、カプセルでも発売されており、保険適用でもありますのでおすすめです。

お伝えしましたとおり、アメリカでは現在、1400万人ほどの加齢黄斑変性の患者がいて、失明原因の第一位です。日本では統計もはっきりしませんし、他の失明原因が多いので、眼科医も含めて危機感がまだあまりありません。

まずは、サプリメントの服用や、ブルーライトの遮光ができるメガネを使い、加齢黄斑変性を予防します。また初期であれば、アヴァスティンの硝子体内注射も効果的です。さらに中期までならば、私が提唱している近代的な硝子体手術でかなり治せます。末期では手遅れですので、早期発見が大切です。さらに前にもご紹介しましたように、抗酸化作用のあるβカロテン、ビタミンC、ターメリックなどをとることも有効だと思われます。

◆◆加齢黄斑変性を早期に発見するためのチェックポイント◆◆

加齢黄斑変性が発症しやすい条件としては、

①　家族内に患者がいる（遺伝疾患でもある）。
②　虹彩の色が薄い。
③　高血圧である。
④　高コレステロール症である。
⑤　女性である。
⑥　心血管、循環器疾患がある。
⑦　高齢者である（通常は50歳以上がなりやすい）。

などがあります。さらに、症状としては、

①徐々にか、もしくは急に、視力が低下する（とくに中央部の視力が低下）。
②視野中に黒い影が見える（暗点）。
③グリッド方眼のマス目で、線が歪んで見える、もしくは部分的に線が見えない。
④色の識別が難しくなる。とくに暗い色どうしや薄い色どうしの比較が難しい。
⑤明るい光を浴びた後の視機能の回復が遅い。
⑥色のコントラストの区別が分かりにくい。
⑦アムスラーチャート（見え方を確認するための格子《こうし》状の表）でチェックすると、微細な歪みが発見できる。

などがあります。症状が出たら早期に発見し、早期の治療をすることが重要です。

加齢黄斑変性を予防するためのライフスタイルの改善方法にはいくつかあります。念のため挙げておきます。

①肥満を解消する。
②禁煙を実行する。
③高血圧の治療をする。

④　短波長の青、紫外線の光を防ぐサングラスやメガネを装用する。
⑤　ルテインやゼアキサンチンなどのカロテノイドのサプリメントを摂る。

加齢黄斑変性で失明した患者は救われるのか？

２０１６年10月、アメリカ眼科学会（ＡＡＯ）がシカゴで開催され、参加しました。この中で注目したのが、失明した患者の視力回復の可能性が得られる器具が開発されたことです。これはアメリカのＦＤＡ（食品医薬品局）という、日本では厚生労働省のような公的機関で、

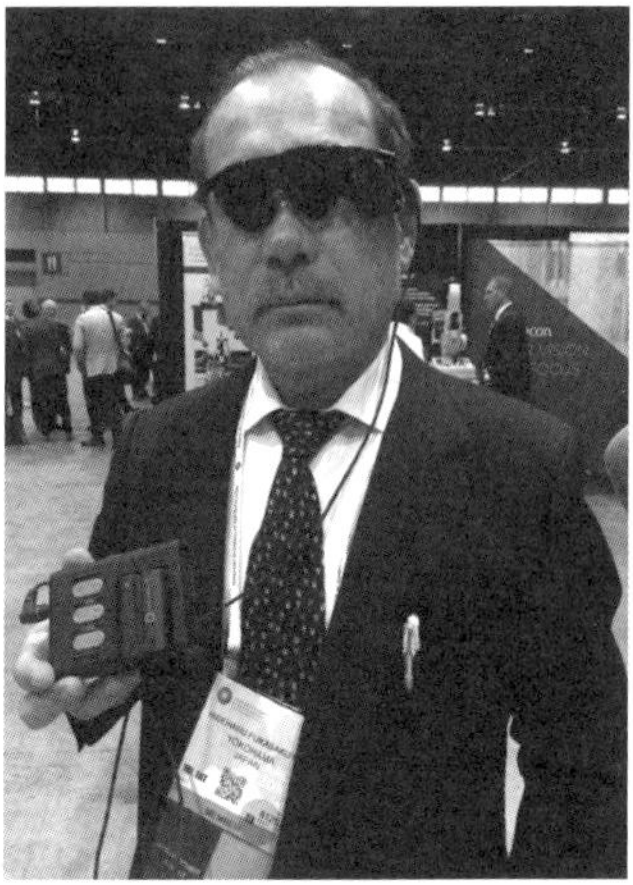

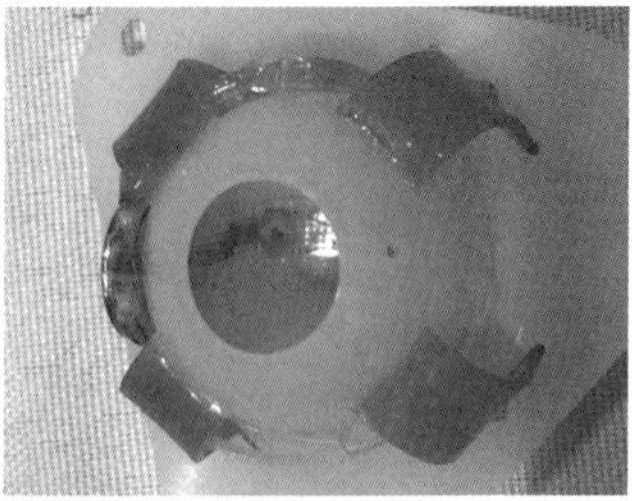

はじめて認可された方法です。最新情報としてご報告します。

　前頁の写真上のようにセンサーが付いたメガネをかけます。眼球には人工網膜を黄斑部に掛かるように留置します（写真下）。センサーが光を電気反応に変えて、電気信号を人工網膜に伝え、それが視神経経由で脳に伝わるのです。写真はじつは私自身です。シミュレーターを使い、患者がどのように見えるかも体験しました。不十分かもしれませんが、失明していた患者にすれば、どんなにありがたいことだろうかと思います。

　どんな状況になっても希望を失うことなく、将来の発展に夢を持って生きていくことは大切です。そのために、医師である我々は、患者のためにも、つねに世界最先端の技術発展を注視していかねばならないと強く思いました。

（8）糖尿病性網膜症をめぐる大間違い

糖尿病性網膜症とはどんな病気か？

飽食の時代の病気として言及が避けられないのが、糖尿病です。

糖尿病には１型と２型があります。１型は、生まれつき身体からインシュリンが作られない方で、血中の血糖値をインシュリンで下げることのできない方です。２型は後天的に起きた方で、身体で作るインシュリンの量が足りなくなったり、インシュリンの効きが悪くなって高血糖となった方です。

糖尿病の人は網膜の微小血管が詰まり、破けて眼底出血します。出血による酸素不足を補うためや組織修復のために、血管新生因子が出て新生血管が生えてきますが、これがまた、もろくて破けやすいのです。そして、眼底出血や硝子体出血を繰り返し、さらに進行すると、出血での炎症反応から眼球内に線維組織の増殖が進み、最終的にはこの増殖膜の牽引で、網膜が破けたり剥がれたりして、網膜剥離で失明します。

２０１３年のデータによると、日本では糖尿病の合併症として、糖尿病性網膜症で失明する方が、年間３０００人以上と報告されています。そのほかの合併症としては、糖尿病足《そく》病変《びょうへん》で足を切断しなければならない方が年間３０００人以上、糖尿病性腎症で腎透析となる方が年間１万６０００人以上とのことです。

糖尿病によって毎年３０００人以上が失明しているのは、本人はもとより家族や周囲にとっても大変な苦痛と苦労をもたらしています。糖尿病が内科的に見つかった場合には、必ず眼科的な検査をしなければなりません。糖尿病の患者さんは、糖尿病性網膜症だけでなく、白内障や緑内障にも高率でかかるのです。失明につながる病気ですので、早く診断をつけて、適切な治療を適切な時期に、とくに手術の時期を失わないうちにおこなわなければならない場合が多いのです。

血糖値の上下が眼の状態を悪化させる

糖尿病の方が糖質を取ると、血糖が高くなり、高い血糖を下げるために、薬でインシュリンを追加分泌させたり、インシュリン注射をすることになります。じつは、この「食後の高血糖値」と「インシュリン投与後の低血糖値」との差が大きいほど、糖尿病性網膜症は悪化します。ですから、血糖の変動をいかに少なくするかが根本的に大切なのです。

今までは難しかった血糖コントロールですが、近年、日本でも糖質を大幅に制限する治療「糖質制限」が普及しつつあります。血糖値を上げるのは、食べ物中の「糖質」だけです。「糖質」というのは炭水化物から繊維質を除いた成分です。簡単にいうと、米、パン、麺類、

糖尿病性網膜症

新生血管は網膜から立ち上がり、増殖膜に沿って、もしくは増殖膜中を、硝子体中へと伸びる。

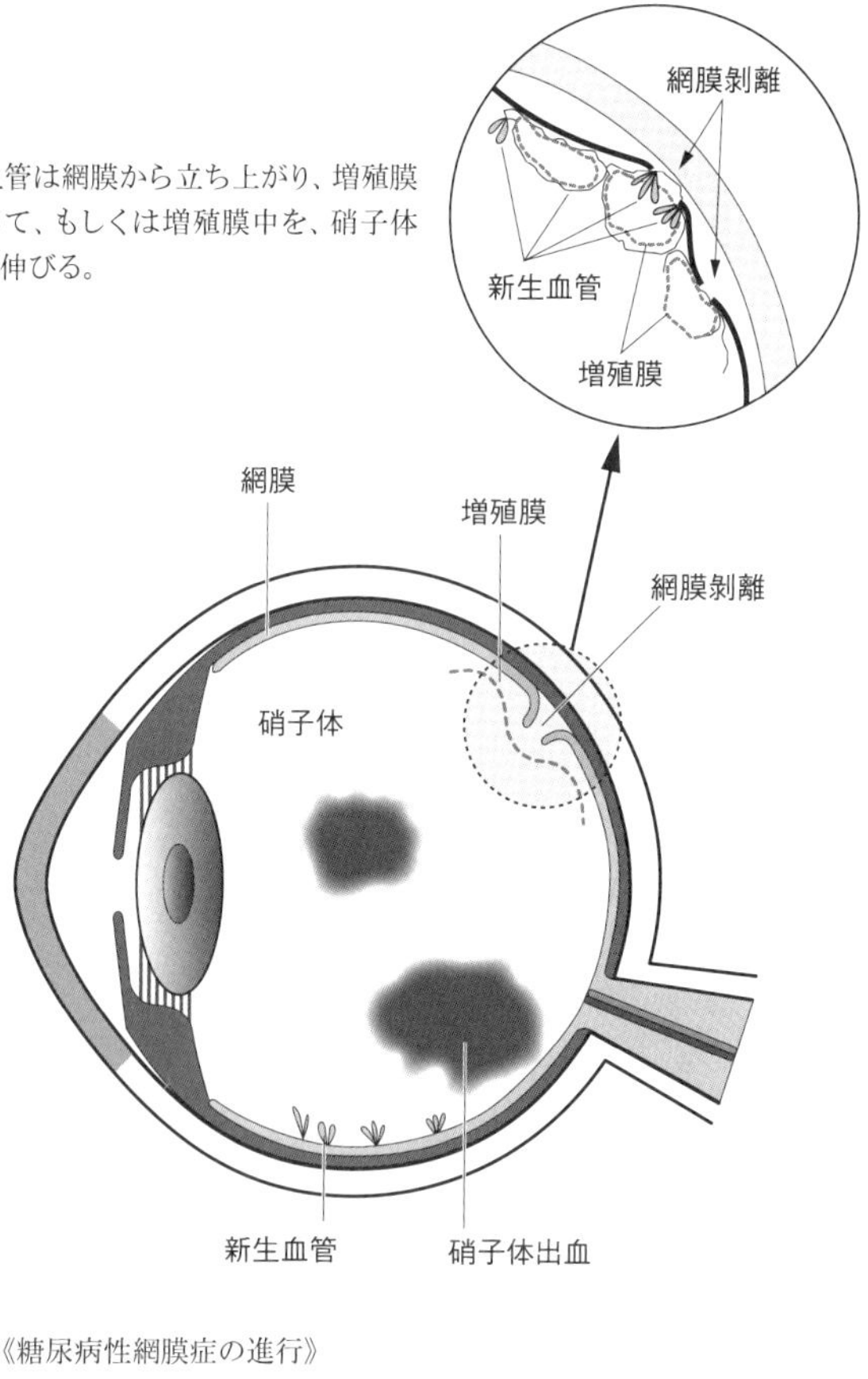

《糖尿病性網膜症の進行》
① 糖尿病により網膜の微小血管が詰まり、眼底出血する。
② もろくて破れやすい新生血管が作られる。
③ 眼底出血や硝子体出血をくり返す。
④ 増殖膜ができ、網膜がひっぱられて破けたり剥がれたりする。

砂糖などが、糖質の代表例です。

血糖を上げるのが糖質だけですので、糖質の多い食事の主体であった、米、パン、麺類、砂糖をとらないようにすることで、血糖はあまり上がらなくなります。この、「血糖のコントロール」こそが大切で、血糖の上下こそが眼を障害する、ということについては、まだあまり知られていないのですが、この本ではとくに強調したいことですので、章をあらためて、第4部「眼科医にこそできること」で詳しく書かせていただきます。

糖尿病性網膜症も手術で治せる

ところで、日本の分類では、この糖尿病による増殖性糖尿病性網膜症と、それによる網膜剥離は、起きたら最後、失明しかないとされています。

でも、じつはこれは嘘なのです。私がドイツの仲間と開発した器具と手術手技で、治せるようになりました（とはいえ、手遅れにならないように、できるだけ早く来院していただきたいことには変わりありませんのでご注意ください）。

日本の糖尿病性網膜症の分類に「福田分類」があります。非増殖性網膜症（良性）がA分類で、増殖性網膜症（悪性）がB分類です。

日本では、このＢ分類の増殖性網膜症になると、基本的にはもう戻らないと判断されてしまいます。適切な治療法を知らないために、一方通行の分類となってしまっているのです。Ｂ１からＢ６までありますが、Ｂ６で失明です。Ｂ５の増殖性糖尿病性網膜症による網膜剝離は、重症の疾患です。

しかし、世界では、必ず治るとはいえませんが、多くの場合に、新しい小切開による硝子体手術によって治すことができます。具体的には、シャンデリアライト下で、両手を使って網膜上に張った増殖膜を丁寧に外して、剝がれた網膜をくっつけます。

その際には、ドイツの仲間と開発した広域眼底観察システムのＢＩＯＭやResightという機械を使って、網膜の全体像を見ながら手術をすることが大切です。

一般大学病院で使う、コンタクトレンズを通した映像では、死角が多すぎてまともな手術などできません。技術的に最先端の方法で手術できないためもあり、通常は適切な治療時期を見逃し、手遅れにしてしまう場合が多いのです。

◇間違い① 糖尿病性網膜症と診断された後、内科で内服薬やインシュリン注射によって血糖値を下げてもらっていないか?

眼科で網膜症が見つかり、血液検査をして糖尿病だと分かった後、患者さんを内科に送って血糖のコントロール治療が始まると、糖尿病性網膜症がかえって悪化することが多くあります。

糖尿病性網膜症に関しては、第4部でも述べますが、まずはなにより適切な血糖コントロールが大切です。この際に注意することは、血糖を上げたり下げたりすること自体をできるだけ避けなければならない、ということです。

食事で糖質をとれば必ず血糖は上がります。血糖が上がると、膵臓《すいぞう》からインシュリンが出て血糖を下げるのです。しかし糖尿病の方は膵臓の働きが悪く、インシュリンが充分に出ないので、膵臓を刺激する薬を内服したり、インシュリン自体を注射して血糖を下げます。

しかし、血糖を急激に下げるという変化や、インシュリンそのものが、網膜の血管を破いて出血させるのです。この出血によって炎症反応が起き、増殖膜が張ります。増殖膜が張ると、網膜を引っ張って、網膜剝離となり失明するのです。

つまり、血糖を上げたあとでインシュリンで急に下げるような、過激な血糖コントロールを避ける必要があります。くり返しますが、血糖が上がるのは、糖質を食べた時だけです。糖質とは、炭水化物から繊維質を取り除いたものです。ですから、眼科的に言っても、「糖質制限食」が、これからの時代の糖尿病の治療に最も理屈に合っています。

血糖が上がらなければ、インシュリンを増やす必要がないので、インシュリン注射を止めたり、インシュリンを出すための内服薬を止めることができます。重症の糖尿病性網膜症による網膜剝離を多く手術する眼科外科医の立場からも、この糖尿病への糖質制限食は歓迎する結果をもたらしています。

◇間違い②　やたら喉が渇いたり、トイレが近くなったが、眼の不調には関係ないと思っていないか？

いつも喉《のど》が渇いてしまって水をよく飲む人は、ひょっとすると糖尿病かも知れません。血液の中の血糖値が高いと、身体が血糖を薄めようとします。このために、水分が欲しくなるので喉が渇くのです。

水をやたらと多く飲むので、当然ながら小用にしょっちゅう行きます。これも糖尿病の重要な自覚症状の一つです。

糖尿病によって眼に起こる主要な病気が糖尿病性網膜症です。日本では失明の大きな原因です。ですから糖尿病の自覚症状があれば、早く眼底の検査もするべきです。

先ほども書きましたように、増殖性の糖尿病性網膜症になると、最終的には網膜剝離になって失明の恐れがあります。最新の硝子体手術にて増殖膜を外し、網膜剝離を直す必要があります。新生血管も減らさなくてはなりません。

また、糖尿の患者さんは白内障や緑内障にも高率にかかります。これらも失明につながる病気ですので、早く診断を付けて、適切な治療、とくに、手術の時期を失わないうちに正しい手術をしなくてはならない場合が多いのです。

そしてなにより、糖尿病に気づいた時点で、糖質制限をはじめることを強くお勧めします。

◆◆糖尿病性網膜症を早期に発見するためのチェックポイント◆◆

まずは糖尿病を早く発見することが何より大事です。くり返しになりますが、お小水が多い、喉がやたらと乾いて水を飲むなどは、高血糖の症状です。血中のブドウ糖が多いと、それを薄めようとやたらと水を飲みたくなります。とうぜんお小水もよく出ます。

また、糖尿病ではブドウ糖の取り込みが悪くなりますので、空腹感がすぐにきますし、エネルギー不足で体がだるくなったり眠くなります。

糖尿病が進むと、腎臓のろ過組織の糸球体《しきゅうたい》の血管が障害を受けます。すると、本来はろ過されるアルブミンなどのタンパク質が尿にも出てきます。おしっこをするとブドウ糖が出て甘い匂いがするだけでなく、タンパク質が出て尿に泡が出るようになります。

糖尿病性網膜症の初期症状ですが、網膜症はかなり進行するまで、あまり気づかない人が多いのです。しかし、硝子体出血すれば、もちろんわかります。何か赤黒いものが広がったり、飛蚊症が広がり、視力も落ちます。

このまま様子を見ましょうと言われることがありますが、危険です。硝子体出血は、増殖膜を張るので、網膜剝離になっていきます。できるだけ早く、小切開での硝子体手術が必要となるでしょう。

また、糖尿病は血糖変化が強いので、水晶体での代謝異常をきたします。つまり、糖尿病の方は、早く白内障になり、視力低下が起きます。糖尿病の白内障手術は、手術中の瞳孔《どうこう》縮瞳《しゆくどう》や炎症反応が出やすいので、白内障手術は上級者に任せるべきです。大学病院や総合病院などの研修病院での白内障手術はかなりリスクがあります。

私は今まで15万件程の手術経験がありますので、当然、糖尿病の白内障手術も多く施行してきました。白内障手術中に縮瞳して、瞳孔が3ミリほどになることもあります。縮瞳しても炎症を起こさせないために、虹彩を障害しないで手術を続行できる上級者に任せるほうが、患者も術者も幸せのはずです。また、このような面倒なケースを喜んで引き受けるのが、上級者の責任であるとも思っております。

(9) 生活習慣に関する大間違い

◇間違い① 水を大量に飲むのがよいと思っていないか?

眼科的に見ると、水を大量に飲むというのは、じつは緑内障の誘発試験でもあります。健康のためにと、2リットル入りのペットボトルを側《そば》においいて、つねに水を飲むことを心がけている人がいます。ドロドロの血液は体に悪い、血液はサラサラにしておくのが良い、だからたくさん水を飲むのが良いといった、マスコミに洗脳されたイメージでしょうか。

もちろん、暑い日に水分を補給しないで炎天下にいることは良くないことですし、運動中にも十分な水分補給は必要です。また、体の水分が少ないと、血液も粘度《ねんど》が上がって、詰まりやすくなる傾向はあるでしょう。

しかし、部屋の中にいて、しょっちゅう水を飲んでいる姿は、じつは不健康そのものです。眼だけについて言っても、急激に大量の水をいっきに飲むと、眼圧が急に上がることがあるのでよくありません。

コレステロール値についても、いまだに古い考えに支配されています。内科では、コレステロール値が高い方には、「血液がドロドロだから、サラサラになるように」と、抗コレステロール剤などのいろいろな薬を出します。

しかし、これもイメージだけで、かえってまずいことが多いのです。コレステロールは血管壁の修復やホルモンの生成に必須です。むしろ現在のコレステロールの正常値の基準がおかしいのであって、いわゆる正常値より少し高い方が長生きすることが分かっています。

また、血液サラサラと称して、安易に抗血小板剤や抗凝固剤を出すこともあります。これも困ったものです。眼科の手術で、血液が水のように流れ出て、止血が非常に困難な方がいて、眼科手術で難儀するのです。このような患者の多くが、この「血液サラサラの薬」なるものを内服しているのです。そして、かなりの方々がその薬は必要がなく、むしろ出血傾向などの副作用が問題として出ているのです。

◇間違い② 朝などに突然、眼が見えなくなったが、すぐに回復したから大丈夫と思っていないか？

何か突然に眼に変化が来る時は、ほとんどの場合が血管のつまりです。血栓《けっせん》によって眼の動脈が一時的に詰まって、視力がなくなることがあります。しかし、短時間で血栓が移動して、血流が戻って見えるようになることがあるのです。一過性の虚血《きょけつ》発作です。

つまり、血栓が眼の動脈にきたときには、一過性に「見えない」という症状が出るわけですが、この血栓が脳の動脈を詰まらせると、麻痺《まひ》が出たり、しゃべることができなくなったり、などの症状が出るというわけです。

ですから、この「短時間で回復する眼の症状」は、次に重篤な血管閉塞《へいそく》がくる前触れともいえます。こうした場合には、血栓ができないように、抗凝固剤を内服することが必要になる可能性があります。

◇間違い③　タバコを止められないが、眼には関係ないと思っていないか？

医学の世界では、議論の余地がないくらいに明らかに悪い人工物は、タバコです。これは眼科にとっても同様です。タバコはニコチンを主成分にします。ニコチンは強い血管収縮剤です。眼の血流が極端に悪くなります。

ニコチンは視神経障害などを起こし、煙の中の一酸化炭素は、眼の組織の酸素不足を起こします。

さらに、タバコを吸うのは個人の自由だと言う方がいますが、そうでしょうか。タバコの煙が周りの人に及ぼす影響は重大な問題です。周りにまきちらされる副流煙は、タバコを吸わない者にとっては毒ガスそのものなのです。

タバコを吸っていると、周りへの迷惑に無頓着《むとんちゃく》になります。その無頓着さもタバコの副作用です。人類が作った二大悪というのが、原子爆弾とタバコだということも多いくらい、タバコの害は強いのです。

タバコを吸う人で、本数を減らそうとする人がいます。でも、それでは駄目です。一本吸ってもニコチン中毒になります。タバコは精神的依存性だけですので、今すぐにきっぱりとタバコをやめましょう。あなたがタバコをやめることで、あなたの大事な家族の眼や健康も、タバコの害から救われます。

◇間違い④　飛蚊症が急に増えたが、誰にもあるので気にしなくてよいと思っていないか？

飛蚊症という症状があります。その名の通り、視界の中に蚊が飛んでいるような小さな濁りが見える症状です。この「蚊」のように見えるものは、通常であれば、年齢変化による生理的な硝子体線維の濁りであることがほとんどです。

しかし、この飛蚊症は同時に、網膜剝離や、網膜に穴が開いたときの初期の自覚症状でもあります。ですから、これらの病気を一刻も早く発見するために、非常に重要なサインでもあります。

それでは、どんな時が危険な飛蚊症でしょうか。

まずは、今までになかった飛蚊症が急に出現したとき。そしてもう一つは、今までよりも急に飛蚊症で飛ぶ濁りの量が増えたときです。これらの症状が出たときにはとくに注意してください。

網膜に穴が開くと、穴の奥の網膜色素上皮層から色素細胞が出てきます。これが線維細胞を形成したりして、濁りとして感じられます。ときには、網膜裂孔の上を走る血管が切れて、出血することもあります。さらに放置していると、部分的に網膜剝離が起こり、その部分が見えなくなります。

ただし、像は水晶体で反転するので、下方の網膜が剝がれれば、視野の欠けは上方にきます。つまり上半分が見えなくなれば下半分が剝がれているだろうと推測できます。網膜の真ん中の黄斑部という場所が剝がれると、眼はまったく見えなくなります。

こんなに進行してしまう前に、視野の一部分でも見えないと感じたら、緊急に腕の確かな眼科外科医の診断を受けるべきです。とくに黄斑部が剝がれた場合の視力回復はやや悪くなりますので、早く来院しなくてはなりません。

網膜剝離になっても放置している人もいますが、長く放っておくほど治らなくなります。

また、蚊ではなく、光が飛んで見えることもあります。この場合には、網膜に硝子体線維が付いていて、網膜が引っ張られ、電気反応が起きている時が多いのです。このように硝子体線維が網膜を引っ張る原因としては、網膜裂孔が起きている可能性が考えられます。つまり光が飛んで見えるときも、飛蚊症と同様に、網膜に穴が開いたときの自覚症状です。

◇間違い⑤　翼状片の手術は簡単だと思っていないか？

前にも少し書きましたが、翼状片というのは、角膜の上に結膜の組織が伸びて覆いかぶさってくる病気です。角膜を引っ張りますので、角膜のカーブが変わってしまい、不正乱視を起こします。また、翼状片が大きくなると角膜を覆いますから、視力も悪くなります。先述しましたように、紫外線の刺激で起こることが推測されていて、日差しの強い場所で活動する方に多く起こります。

この翼状片の手術は簡単だと思われていますが、大間違いです。まず、一般的におこなわれている手術法が間違っています。

一般的には、翼状片を切断します。しかしそれでは翼状片は必ず再発します。切断した部分の組織がふたたび増殖しはじめるからです。再発予防のために、抗癌剤であるMMC（マイトマイシン・シー）を塗布する施設もありますが、この薬は細胞を障害しますので、角膜障害などの合併症を起こして、角膜に穴が開くこともあります。また、再発後に初めと同じ方法で結膜片を切断すると、結膜の引きつれが起きて、眼が動かなくなってしまうこともあります。

当院でおこなう翼状片手術はこれとはまったく違います。まず翼状片を角膜から剝離し、その先端を結膜下に埋め込みます。切除しませんので細胞の増殖反応はほぼ起きません。また、剝がした翼状片の先端を結膜下に埋め込んでいますので、先端の増殖体も沈静化します。このため再発は起こらず、細胞障害性の強いMMCを使う必要もありません。ですから、角膜に穴も開かず、手術は1回のみでほぼ完治します。当院では長いこと、この方法でおこなっています。

ある国の大使が、疲れ切った顔で六本木の当院を訪れました。翼状片の手術を何度かしたが、視力はほとんどなくなり、光しか見えないといいます。眼の中には膿《うみ》がたまっていて、痛さで顔を歪めていました。

聞くと、ある有名な総合病院の眼科にかかったとのことでした。総合病院としては大変有名ですが、眼科は某大学病院の関連研修病院です。いくら有名でも、実態は眼科手術の練習台です。大使はそこで翼状片を切り落とされ、当然ながら再発しました。3回も翼状片切除手術を繰り返して、さらには再発防止のためにMMCを塗られました。角膜細胞は弱り、ミクロの小さな穴が開き、角膜はにごって細菌が眼球の中に入り、感染症を起こしたのです。

彼の認識としては、「簡単な翼状片手術で、有名な総合病院にかかって、これで安心と思っていたら、何度も手術を繰り返されたあげく、失明寸前まで追い込まれてしまった」というものでしょう。

眼は全眼球炎まで起こしていましたので、私はすぐに手術を予定しました。まずは角膜穿《せん》孔《こう》を治さなければなりません。日本では角膜はなかなか手に入りませんから、アメリカのアイバンク担当者に現地は夜間ですが電話を入れて、すぐに手配をお願いしました。先方は朝の航空便で速やかに角膜を送ってくれ、翌々日には角膜移植と硝子体手術を実施できました。その後さらに白内障の手術もおこない、無事視力も回復しました。すんでのところで国際問題にならずにすみました。

大使はその後、多くの大使仲間を当院に紹介してくれることになります。深作眼科の六本木院の周辺には、約130の大使館がありますが、今やそのうちの半数近くの大使と公使が、当院の患者さんとなりました。

翼状片の手術など、どこでやっても大丈夫だ、簡単だ、などと思わないでください。やり方を間違えると、何度も再発して眼の障害につながりかねません。注意が必要です。

◇間違い⑥「いい病院ランキング」などの本を信じて病院を探していないか？

勝手に出され、圧力で突然消された当院の実績

朝日新聞出版が、『手術数でわかるいい病院』という本（ムック）をかなり前から出しています。以前は単なるアンケートを病院に送り、その回答を検証することなくランキングに載せていました。

当院は日本で一番手術件数が多いことはわかっていましたが、手術が多いことを公表しても妬《ねた》まれるだけなので、アンケートには返事しませんでした。

ところが、情報公開制度ができてから、情報開示請求権を使って、厚生労働省が集計していた硝子体手術や角膜移植術の正確な実施数を調べはじめたのです。最初は『週刊朝日』で全施設を出して、さらに手術件数ランキングを別冊のムックで出し始めました。

当然、当院が圧倒的に多くの難しい硝子体手術を施行していることが表に出ました。手術件数日本一として、ランキング1位に載ったのです。その通りでしたから、当たり前の結果です。それでも数年は皆、大人しかったのですが、2年ほど前に、眼科学会の有力な医師が、版元の朝日新聞出版にクレームをつけました。当院がこれほど多くの難しい手術をしているわけがない、とケチを付けたのです。

その方は元大学教授で今は開業医ですが、面倒見のよい方で、日本の大学教授への影響力も強い方です。私もなぜ、そんな立派な方がそういったケチをつけたのか分かりませんでした。

しかし最近、理由が分かりました。以前私がテレビに出演した際に、網膜剥離の話をしたことがありました。症例の患者さんとして、私の患者が5人が出演し、その他に、他の施設で手術をした芸能人の網膜剥離の方が1人、放送で紹介されました。

私の患者は、難易度の高い網膜剥離の患者さんばかりでした。幸いに全員、私が施行した硝子体手術後に視力が1.0以上も出て、大変喜びました。

一方で、他院で手術した芸能人の方は、見る範囲が狭くなる典型的な網膜剥離の症状で、それはインタビューを聞いていてもとても分かりやすいものだったのですが、日本の大学病院でよくおこなわれるバックリング手術を施行されたので、視力は術前の1.0から、術後は0.2に下がってしまったのです。

番組中で私は、「世界の先進的医師は、バックリング法はおこなわずに、最先端の硝子体手術をおこなう」と世界では周知の事実を話したのですが、じつは番組に出ていた術後視力が落ちた芸能人の患者さんは、朝日にクレームをしたその医師が手術をおこなった患者さんだったのです。

バックリング法をおこなえば、本質的な意味では治りませんし、症状が落ち着いたとしても視力はその芸能人のように落ちてしまうのです。この事実を言われたことが気に入らなかったのでしょう。いずれにしろ、彼は眼科学会の代表として朝日にねじ込んだために、朝日側も事実関係を調べないで、「ランキングに載せるのは、大学や大学の関係の総合病院の『研修病院』に限る」（正しくは「日本眼科学会が認定する専門医研修施設」）と条件を変えることで、当院がランキングから外れるようにしたのです。

私は何かのブラックジョークかと思いました。なぜなら、「研修病院は練習病院」ですから、「いい病院」なわけがないのです。まさか「悪い病院」のランキングを見せたいのでしょうか？

巷にはこのように、妙な圧力がかかった、一部の「権威」の都合のよいように捻《ね》じ曲げられた情報が溢れていることを、患者さんはぜひとも知らねばなりません。

このために、昨年度から、その朝日の「いい病院」のランキングから、当院は消えました。もっとも読売も、同じようなランキング本である『病院の実力』を出していて、そちらでは当院がダントツの第1位にあります。真実は隠せないのです。

まあ、当院にとっては、こんなランキングはどうでもよいのですが、患者さんがこんなふうに操作された間違った情報に振り回されないことを祈ります。

手術件数といっても内実はさまざま

さらに、手術件数のマジックですが、件数は延べ人数ですので、網膜剝離が1回の手術で治れば1例です。しかし、練習病院である大学病院などの研修病院では何回も失敗しますので、ひどい例ですと1人で10回もの手術を受けていて、それでも治らない患者さんもいます。

このような、1人の網膜剝離手術でも、手術件数では延べになりますから10件になります。

練習病院では、平均では1人で3回ほどの手術を受けているようです。

私自身の手術施行経験では、網膜剝離の手術は99%以上が、1回の硝子体手術で治っています。2回手術したのは、昨年の私自身の手術の例でいいますと、約1000件の網膜剝離手術をしたうちの10例ほどです。そして全例が治っています。

当院全体の昨年の硝子体手術は、1800件の延べ件数で、患者の人数はほぼ同数で1700人以上です。しかし、大学病院で最も多いのが、手術件数は約1000件程ですが、実質の人数は300人ほどで、患者を繰り返し手術している可能性が高いのです。

このような当院での手術成績は、まあ、世界でも例外中の例外のような良い成績ですので、外野が「本当は簡単な手術を多くやっているのでは」と邪推《じゃすい》するのかもしれません。朝日に抗議がきた時には、「何なら当院に直接来て、どんな難しい手術の患者が日本中から来ているかを見てみたらよい」と提案してみましたが、返事はなく、私もそんなくだらない中傷に時間を使いたくないのでそれきり忘れてしまいました。彼らは事実を突きつけられて、自分らの間違いを認めたくないのでしょう。

過日、東京の代々木を歩いていましたら、理容師の学校がありました。そこには「散髪代500円」と書いてあります。とても安いのですが、その値段表からはこんなささやきが聞こえてきた気がしました。「カットの練習台となってしまいますが、学校としてきちんと指導しますから、500円以上の価値はあるでしょう。利用してみませんか？」

ちょっと私も心が動きました。10分の1の値段で散髪ができるなら、良いかもしれないな、と。でも、これはフェアなやり方ですよね。ちゃんと理にかなった提案です。

同様に、大学病院などの研修病院の眼科でも、「白内障手術代金、1万円ポッキリ」とあれば、その意味は、「研修台（練習台）とはなりますから、最高ではないですが、まあそれなりに良い結果は出す努力はしますよ」という意味になるのでしょう。こういうことなら患者もきちんと選択ができます。情報を正しく示す、これがフェアというものでしょう。

しかし実際には、そういうことにはなっていません。患者さんは最高の腕を求めて研修病院に行き、練習台になっているのです。ブラックボックスは駄目です。

現実に、アメリカなどの大学病院では、研修台になる代わりに、タダかそれに近い安い料金で手術ができます。我々のような超上級の術者による手術では、代金が高すぎるアメリカですが、大学などの研修病院では安く提供するので、バランスが取れています。日本でも、研修台になることは練習台になることだと、患者に隠さずにフェアに示すべきです。

きちんと眼科を選べば、日本は安い費用で最高の手術を受けられる

余談ですが、アメリカの大学病院では、大学の出身者は、原則的にその大学の教授にはな

れません。同じ大学では情実が働くので、フェアではないからです。外から来た医師が厳正な試験を受け、とくに手術の腕を持つものが選ばれて臨床教授となります。学会の理事もそうです。

一方で日本では、大学教授が自動的に眼科学会の役員です。なぜなら、学会が、国ではなく、大学のためにあるからです。

アメリカでは大学の関与を排除して、国が専門医制度を維持させています。アメリカは変な国ではありますが、学問のレベルを守ることにかけては一流で、賄賂《わいろ》も厳しく禁止していて、業者は10ドル（目安はコーヒー１杯）以上の提供は、許可がないと出せません。情実などが入らず、優秀な人が上に立つシステムを透明性の中で確保しています。これを破れば刑務所行きです。

日本では研究費などといろいろ名目を付けて、実質的な賄賂が横行しています。ですから、病気に関しても勝手な日本的基準を薬メーカーに合わせて作り、効きもしない薬でも大学主体の学会がお墨付きを与えて、メーカーの都合のよいようにルールを変えてしまうのです。

アメリカの学会は、できうる限り透明で、不正を排した、実力主義の世界です。そうでなければ、日本人の私がアメリカ眼科学会の理事になど選ばれるはずがありません。実力主義は大変厳しいのですが、患者さんに最高の医療を提供するという意味では、十分に機能しています。

ただし医療費が気の狂ったように高いのがアメリカです。それに比べて日本が優れているのは、医療費がとても安く、しかも、どの医療機関でもかかれるということです。

アメリカでは、最上級レベルの医師にかかるには、とんでもなく高い保険（掛け金によりかかれる医師のランクが違います）に入ることになります。一方で、社会主義的な医療をおこなうイギリスやフランスやカナダでは、公的保険での医療費はとても安いのですが、住む地域でかかる病院が指定されます。しかも治療まで、やたらと長い期間待つ必要があります。

イギリスで、ある有名な眼科の先生とゴルフをしたときに、あまりにゴルフが上手いので、なぜかと聞きました。すると「イギリスではたくさん仕事をしても、もらえる給料は同じなので、週2回もゴルフをやらないと時間が持たない」とのことでした。ふた月に1回のゴルファーの私では、勝負にならないわけです。

イギリスでは手術用機械も、2世代も前の機械で、やる気がなくなってしまうと嘆いていました。サッチャー元首相が医療費を極端に削ったために、イギリスの眼科医療のレベルは凋落《ちょうらく》していきました。

一方で、まともな眼科医療を受けたい人は、イギリスでも自費の個人クリニックに行きます。値段も高いですがレベルも高くて、結果ももちろん良いのです。私のイギリスの友人の眼科医は、公的病院に愛想をつかして、保険を使わない個人クリニックに転身して大繁盛です。

こう考えると、日本は「本当の意味でのいい病院を選べば」、世界で最も安価なレベルの医療費で、非常に良い医療を受けられる、たいへんに恵まれた国だといえます。こんな良いシステムを、患者はなぜ利用しないのでしょうか。わざわざ研修病院に足を運び、説明もされずに病気も治らないのです。日本では、この「本当の意味での良い病院を選ぶ」ことが、最も大切なことです。きちんと選びさえすれば、最高の医療機関に最低の費用でかかれる、こんな患者にとって良い国は世界でどこにもないのです（ご参考までに、当院の手術の料金表を巻末〔P316〕に示しておきますので、ご覧になってみてください）。

私はたとえば、ドイツでは当たり前のやり方ですが、白内障と網膜硝子体手術とを同時手術で施行することが多いのですが、日本ではいくつ同時に手術をしても、そのうちの主な1つの手術の代金と、それにプラス少々しか請求できません。つまり半分以上は無料で手術しているのです。

アメリカ人にこのことを話すと、「おお、サムライ！」と不思議そうに感嘆します。私が「そうだよ。サムライだよ。我々は金のためには働かないんだ」と答えると、アメリカ人はなおさら理解できないと肩をすぼめます。私は「武士は食わねど高楊枝《たかようじ》」だよと、肩ひじ張ってみせます。

日本の現状は、理想を掲げ努力している一部の医師の犠牲的精神のもとに、高いレベルの医療が維持できているのです。このことを政府は理解すべきです。医療費を削減したがる政府ですが、かつて手本だった医療をおこなっていたイギリスが、サッチャー首相時代の大幅な医療費削減政策の結果、見る影もない医療後進国になってしまったことを、ぜひ反面教師としていただきたいものです。

第3部　死ぬまで「よく見る」生活術

（1）日常生活でどんなことに気をつけたらよいのか？

1．「眼科医もどき」の言うことを信じない

ここまでにもすでに書いてきましたが、健康本や健康雑誌で紹介されている眼のトレーニングや体操、マッサージなどについて、安易に信じてはいけません。すでに述べましたが、それらのほとんどが無意味であり、中にはかえってまずいことになるものもあるからです。眼球体操として流行った、眼を上下左右に激しく動かす運動を真面目におこなった中年女性が何人も、網膜剝離を起こして来院し、手術治療したことはお伝えしました。

その後、本屋に行って知ったのですが、この「眼の運動」なるものを含んだ日めくりカレンダーも発売されていて、しかもそれがよく売れているというのです。網膜剝離を起こす可能性があるのはもちろんなのですが、「渦巻《うずま》きをたどる」など、どう考えても意味のない内

容が羅列《られつ》されています。しかも著者が「眼科医」とあるのです。

まさか嘘だろうと、経歴を見ると、何と「内科医と皮膚科医と眼科医とアンチエイジング医」と記載がありました。たぶん、研修医のローテート実習で、数か月程度の眼科研修をしたので、眼科医だと言っているのでしょう。眼科医は外科医ですから、最低でもトレーニングに10年はかかります。こんな状態だから日本では眼科医が馬鹿にされるのです。

本当にあきれた話ですが、このようなひどい「眼科医」がいるのは確かです。そして本の専門家によると、このようなお手軽な本でないと今の読者には売れないのだそうです。しかしこれらはもちろん間違った情報ですし、まともな眼科医であれば絶対に書かない内容です。

ちなみに、少なくとも本当の眼科医であれば、最低５年は研修をしたとの印に、最低レベルであったとしても「眼科専門医」との記載があります。しかし、先の医師の経歴には、専門医との記載はありませんでした。ただし、私も専門医ですので分かるのですが、日本で眼科専門医とあっても、眼科外科医という意味ではありません。眼科外科医になるには、さらなる10年以上の厳しい修業が必要です。

日本の医療制度はおかしな面があり、専門とする領域は、医師の好きなように記載できるのです。たとえば、それまで消化器外科を専門にしていた医師が、開業すると、内科、皮膚科、外科、眼科、小児科などと、多くの科の専門であるかのような表記をしているのを見ることもあります。しかし、現実にはどれも専門レベルではないのです。注意が必要です。

2. 眼に良いグッズはあるのか？

「眼に良い」というと、いくつかの考えがあります。

まず、眼はむき出しの臓器ですので、外からの刺激に弱いことはお伝えしてきました。ですから、この「外からの刺激」から眼を守るためのグッズであれば、よいと思います。

とくに眼は、紫外線と、短い波長の青系統の光に弱いものです。ですから、これらの傷害的な光を防ぐためのメガネがあります。紫外線は100％カットしますし、可視光線でも、短波長の青系統の光をカットしてくれます。

私自身も、この種のメガネを使っています。とくに、車の運転や、ゴルフなどの外での活動の際には必須のメガネです。通常の黒っぽいサングラスではありません。レンズの色は、薄いオレンジの色です。これをつけると、眼が救われる感じがするほど楽になります。見えやすくなるだけでなく、網膜の光線による障害が防御されます。

また、第２部でも言及しましたが、プールで泳ぐときにはぜったいに裸眼は避けてください。子どもの学校や習い事のプールでも同様です。

多くの人が泳ぐプールは、水が大変に汚染されていて、細菌もいますし、塩素系の消毒剤によって眼の角膜も障害されます。プールでゴーグルなしはあり得ないと考えて、必ず水泳用のゴーグルを付けて泳いでください。

逆に使ってはいけないグッズは、テレビでもよく宣伝されている、眼を洗う容器のようなものです。これも第２部でも述べましたが、かえって眼の病気を増やしますのでやめましょう。

夏の強い日差しから眼を守るためには、つばの広い帽子をかぶるのが有用です。とくに、網膜の病気の方は、夏の強烈な直射日光を浴びないように、つば広の帽子を活用してください。

また、埃《ほこり》の多い場所では、メガネやゴーグルをかけるようにしてください。まぶたを開くとむきだしの状態なのが眼です。外の埃にたいへん弱いのです。メガネはデザイン上、小さいものが多いのですが、メガネの効果を得るには、やや大きめのものの方が有用です。

3．東洋医学の知恵に学ぶ

私は日本東洋医学会の専門医でもあり、漢方専門医でもあります。もちろん、ツボや鍼《しん》灸《きゅう》の知識もあり、学問的に身に付けています。網膜色素変性症やブドウ膜炎治療後のステロイド離脱などにも漢方薬を使っています。

しかし一方で、眼科医もどき、もしくは経歴も定かでない者が、「東洋医学」というと効きそうだということで、雰囲気で「眼にいいツボ押し」などと言っているのを見ると、考えてしまいます。

まず、ツボや鍼灸の話です。かつて医学生時代に、東洋医学研究会で鍼灸やツボを研究しました。結論的には、これらは「疲れを取る」のには有効です。経絡《けいらく》をしっかりと知っておこなえば、眼の疲労を取るためにはかなり効果的であると思います。しかし、素人の人が勝手にいじくるのは怖いものです。

漢方もかなり使います。とくに網膜色素変性症では、柴胡剤《さいこざい》と駆瘀血剤《くおけつざい》の合方《がっぽう》が効きます。子どもの白内障や網膜剥離は、アトピーの患者が眼をこすったり叩いたりすることで起きます。こうした患者さんは、10代、20代が多いものです。白内障には多焦点レンズをいれて、鋸状縁断裂での網膜剝離（アトピーの方がなりやすいです）には、難度の高い網膜復位術をします。

そして眼の手術とともに、アトピー性皮膚炎の治療もしなくてはなりません。これには、漢方薬の「越婢加朮湯《えっぴかじゅつとう》」を使います。漢方薬は、自然の草や木からとった「生薬《しょうやく》」の組み合わせでできています。「越婢加朮湯」の構成生薬は、麻黄《まおう》、石膏《せっこう》、蒼朮《そうじゅつ》、大棗《たいそう》、甘草《かんぞう》、生姜《しょうきょう》の6種類です。

薬理的に重要な役割をする「麻黄」には、交感神経刺激薬のエフェドリン類が含まれます。漢方薬理的には、病因を追い出す発散性の生薬です。そのほか「石膏」は、熱を取り体を冷やす働きを、「蒼朮」は、余分な水分を取り除く働きをします。これらがいっしょに働くことで、よりよい効果を発揮します。

さらに、お風呂の後に体が濡れている状況で、顔、頭、身体と、全身に油を塗ります。アルガンオイルが良いのですが、オリーブオイルも良いです。油を塗った後に、もう1回、シャワーで余分な油を流しておきます。

この「越婢加朮湯」の内服と、風呂の後の全身への油の塗布療法で、アトピー性皮膚炎は治るでしょう。そうすれば、眼をこすったり叩いたりしなくなります。そしてアトピーの患者に起こる白内障や網膜剝離は防げます。

ブドウ膜炎、角膜炎、網膜炎など、なかなか治らずに長期の経過をたどる眼の病気もたくさんあります。このような病気の場合には、ステロイドホルモンを投与することが多いものです。ステロイドの効果は、キレは鋭いのです。しかし、ステロイドを止めると、病気が再発したり、長期のステロイド投与で、肥満や消化器障害、骨粗鬆症《こつそしょうしょう》などもおこります。

必要なときにステロイドを止める「ステロイド離脱」に役立つのが、漢方薬です。抗炎症作用や細胞膜安定化に効果がある小柴胡湯《しょうさいことう》などの投与で、ステロイドを無事に離脱して止められます。

（2）医者選びを間違えない

１．本書で紹介したような最先端医療はどこで受けられるか？

眼科医は、本来は「外科医」です。ですから、どの程度、外科医としての経験や知識や技術があるのかを調べなくてはなりません。

患者さんの誤解として、「大きな病院が良い」と思ってしまうことがあります。しかし、総合病院としては大きくても、眼科は付け足し的で、実際はとても小さいことがよくあります。また、多くの総合病院や大学病院は、研修病院であるということをぜひ認識しなければなりません。何度もくり返しますが、研修とは「練習」という意味です。大学や総合病院の眼科にかかるということは、研修の練習台になることを承諾していることになります。

口コミやインターネットなどを含めた、あらゆる手段を使って、多くの施設を比較検討してください。ただし気をつけたほうがよいこととして、インターネットの情報のうちの多くは広告でもあります。しかも「検索」させて、自分のホームページに誘導すると、１回当たりいくらと料金が発生するしくみがあります。これによる収入はとても高いので、ヤフーやグーグルなどの検索をさせる会社は高い収入を得ています。ですから、インターネットでも情報を精査しなくてはなりません。
また、実績数についても、前の章で書いたように、たくさんの手術をおこなっているように見えても、じつは失敗が多いため、1人の患者さんに対して何度も手術をおこなっていて
それゆえに手術の数が多いという可能性がありますから、よく調べてください。
この人ならと信頼できそうな眼科外科医を見つけたら、その診察を受けます。その後に、その医師が言ったことが正しいかどうか、手術の腕は確かなのかを再度調べてから、決断してください。

2．良い眼科医の持つ「力」とは

どんな医師が良い眼科医で、どんな医師が悪い眼科医かは、簡単には言えないものです。

ここではもっと根源的な部分から、「医師の立場」を考えてみましょう。

医師とは言うまでもなく、人間の持つ病を治す、もしくは治す力を引き出す存在です。この「力」とは多岐にわたっています。

病気を未然に防ぐ、健康体を作るなどの、病気にならないようにするための「力」もあり

ます。また、病気になったときに、最も適切な治療法を伝えるコンサルタントの役割もあります。さらに、治療法については、その患者さんにとって最もふさわしいものを選び、実行し、成功させるための、治療者としての「力」もあります。

これらのどれが大切でしょうか？　そう、すべてが大切です。

「それでは眼科選びの参考にならないではないか」って？　そのとおりですね。ここでは、あなたが病気になったときの眼科医選びに絞ってみます。

まず、眼の病気とは、外から見てじつに分かりにくいものです。外傷であれば、外から見ればある程度わかりますし、内臓の病気でも、症状が続くのでわかりやすいことがあります。ところが、緑内障などを筆頭に、眼科の病気は外から他人が見てもわかりにくいものが多いだけでなく、緑内障では失明寸前まで、本人でもわからない例が多いのです。

ですから、まず眼科医選びは、「眼科専門医になってからの経験の深さ」が大切です。経験の深い医師ならば、スリットランプ顕微鏡を使って眼を診察し、たいていの病気は一目で判断できます。

研修病院では、ああでもない、こうでもないと、多くの機械的検査をして、結局は病気を発見できない例が多いのです。網膜剝離の重症例で、患者が見えにくいと訴えているのに、「網膜剝離などない」と診断され、途方に暮れている患者のような例は多いのです。

網膜剝離の手術に慣れた者ならば、スリットランプで検査したときに、硝子体中に浮かぶ色素細胞の量が多いことで、網膜裂孔があることが分かります。ワイドビューイングのレンズやミラーで網膜のすべてが見えなくても、浅く浮いた状況や軽い網膜の皺《しわ》で、網膜の端の鋸状縁の剝離も分かります。

隅角の広がりや形や隅角の色素で、眼の中の房水の流れへの抵抗が分かります。視神経を見れば現状での緑内障の程度がほぼ分かります。スリットやミラーで、硝子体線維の混濁によって視力への影響がどれほどかも分かります。

もちろん、断層撮影ＯＣＴなどの確認は大事ですが、多くの手術経験に裏打ちされた診断能力は、機械をいくら駆使してもかなうものではありません。ぜひ、より深い経験を持った医師に診察してもらう機会を持ってください。

手術が必要な症例では、「力」とは、技術の世界です。手術の経験数、成功率、手術後の視力の出方などをよく聞いてください。眼科は外科医です。しかも、手術野が狭いので、一人しか手を出せない外科医です。眼科の治療とは、極論を言ってしまえば、一から十まで「腕」なのです。

説明の良さや愛想も大切ですが、腕が伴わなければ、結局は無意味となります。ここが、眼科治療の非常に厳しいところです。そして、眼科手術は取り返しのつかない面があります。駄目ならば、やりなおしてもらえばよいと考えてはいけません。はじめから最良の手術をしないと、後では取り返しはつかないことも多いのです。

眼科外科医は、一朝一夕にはできません。優秀な指導者に付いて、朝から夜中まで鍛錬を重ね、かつ自分で自覚を持って、自分自身を鍛えるアスリートのような存在です。私の弟子たちは10年以上も厳しい修練に耐えてきています。朝は早くから真夜中まで、全国から来る患者さんを診て、真夜中まで数十件もの眼科手術をこなしています。

彼らが励んでいるのを見て、日本にも優秀な世界レベルの眼科外科医が育ちつつあると頼もしくなります。私の弟子たちは、各自、数万件以上の手術経験を持ちます。患者さんも、自らの眼を守りたいのであれば、十分に納得できる眼科外科医を真剣に探して、そうした医師に手術を依頼しなくてはなりません。

悪い眼科医とは、今述べたのとは逆の存在です。簡単に言えば、手術の腕が未熟な者です。

何度も述べてきましたが、大きな病院なら良い、大学病院なら良いと思ってしまうのは間違いです。研修病院の代表は大学病院です。また、総合病院はほとんどが大学の医局と関係を持っています。つまり、総合病院の多くは大学の関連病院であり、研修病院です。

先進国では、現実には難しい眼科手術は、研修病院の大学病院などではなく、我々のような眼科の手術専門家が集まったプライベートな手術センターでおこなうことが多いのです。

元に戻りますが、私は必ずしも研修病院が悪い病院と言いたいのでなく、現実的には誤解による選択として患者は研修病院を選んでいるのに、「自分は最高の医療を受けられる」と思って研修病院にかかっているのだとしたら、そうではなかったことが分かってがっかりしますよと伝えたいのです。患者さんが、そんなつもりはないと思っても、研修病院での手術は、現実には練習台になることが多いのです。そのことは、ぜひとも理解しなくてはなりません。

第4部　眼科医にこそできること——糖尿病性網膜症の治療から

眼科で判明した糖尿病性網膜症患者を、内科がさらに悪くする理由

この第4部では、私が現在強く訴えたいと思っている、糖尿病性網膜症の治療とその問題点について書かせていただきたいと思います。

眼科というのは、患者さんの血管の異常を、網膜の検査によって直接見ることができる専門家です。現実に眼科には、糖尿病の自覚がなく、眼がおかしいからとやってくる患者さんがたくさんいます。眼底検査などの結果、糖尿病性網膜症が発見され、糖尿病であることが判明するのです。

眼の異常を感じて来院された方を検査すると、眼底出血があり、明らかに糖尿病性網膜症であると診断し血液検査をします。すると、当然ながら、糖尿病の値が出ます。本人が気づいていなかっただけなのです。こうして重症の糖尿病が眼科で発見されます。

なかには、血糖値が500mg／dℓなどと、非常に高い血糖値の場合もあります。患者さんに「あなたは糖尿病ですね」と伝えると、びっくりします。なかには、「いえ、私は糖尿病などではありません」と反発される方もいますが、反対に、「たしかに糖尿の家系なので、仕方ないですね」とおっしゃる方もいます。

前にも述べましたように、血糖が高くなると、いろいろな症状が出ます。患者さんによく

よく聞いてみると、それらの症状を自覚している場合が多いですので、糖尿病であることに気づいてもよさそうなものですが、なかなか気づかないもののようです。ところが、さすがに眼の見え方がおかしいと、そのままにしておけずに眼科にやってきますので、眼科で初めて糖尿病であることがわかる、というわけです。

眼科で糖尿病が判明すると、まずは糖尿病内科を紹介されます。最初は内科的治療をしましょうというわけです。内科では、膵臓を刺激してインシュリンを出す内服薬や、インシュリン注射をされます。するとたしかに、血糖は下がります。500mg／dℓもあった血糖が、100mg／dℓほどに下げられます。すると、どうなると思いますか。

内科的には治療はうまくいったということになるのでしょう。しかし、このような急激な血糖降下は、糖尿病性網膜症を急速に悪化させてしまうのです。よかれと思って内科医を紹介したことで、糖尿病性網膜症が悪化してしまうことが往々にしてあります。

内科の先生は、とにかく、血糖を下げようとします。米や砂糖などの糖質をとると、急激に血中ブドウ糖は上昇します。これに対して内科では、前の章でも書いたように、インシュリン注射や、膵臓を刺激してインシュリンを出す内服薬を出します。これでは今度は急激に血糖が下がります。「血糖のジェットコースター」状況が起きるのです。これがすべての合併症を悪化させます。

これは経験的に分かってきたことですが、ダブルブラインドの比較検査をすれば証明できるでしょう。皮肉なことに内科の治療によって、糖尿病性網膜症は悪化させられている可能性が高いのです。

糖質を控えて、血糖の変動を少なくせよ

最近では、私は内科の医師に、何度も要請をくり返していることがあります。それは「血糖の上下変動をできるだけ少なくしてほしい。血糖は少々高くても良いので、低血糖は起こさせないようにしてほしい」ということです。

しかし、いくら血糖の変動を大きくしないでくれと申しても、従来の糖尿病の治療では血糖変動は大きくなるのです。コメなど糖質の塊《かたまり》を多く食べさせて血糖を上げておいて、それをインシュリンで無理やり下げるのでは、血糖の変動が少なくなるわけがないのです。

このために、私が着目したのは「糖質制限食」でした。幸いにも、この分野の先達である京都高雄《たかお》病院の江部康二先生や、千葉の産婦人科の宗田哲男先生と知己を得て、糖質制限食を患者に導入しました。

この効果は劇的でした。いくら硝子体手術で網膜症を救っても、大量の糖質とインシュリンの治療では、早晩、血管が破けるのです。しかし、糖質制限で血糖変動を少なくして、我々が開発した近代的な小切開硝子体手術を施行することによって、増殖性糖尿病性網膜症や糖尿病性網膜症による重症の網膜剝離も完全に治せるようになりました。

血糖の変動を少なくさせることと、血液中のインシュリンの値をあまり上げないためには、やはり血糖を上げる原因である糖質の食事摂取を減らすことが理にかなっています。最近はとくに若い患者で、糖尿病性網膜症の重症例が増えています。彼らには、充分に糖質制限食についての説明をして納得していただいたうえで、糖質制限を実行させています。

20代などの彼らに、「大好きなご飯を食べてはいけない」というのはかわいそうな気がします。しかし、ご飯を好きなだけ食べることでインシュリンを使うことになり、網膜症が急速に悪化したり、それに続いて網膜剝離が発現したりするのを見ると、やはりはじめは少しがまんをしてでも糖質制限をしていただいたほうが、患者の幸せにつながることを実感しています。

がまんといっても、主食を抜けばよいのです。主食以外の、肉・卵・魚・糖質の少ない野菜などは、とくにカロリー制限もなく食べてよいのです。私自身は糖尿病ではありませんが、患者に勧めるためにも、自分でも糖質制限食を実践しています。

私はもともと、パンはあまり食べなかったので、つとめて米を食べないようにしました。米はやはりおいしいものなのですが、患者の気持ちを理解するためにも、ここは私も米を食べないぞと決めました。患者には、うな丼とか親子丼などでは、米の一番上の一層だけ食べても良いとしました。

外食では、最近は「ご飯は要《い》りません」というと、いくらか代金を引いてくれたりするので、一石二鳥です。麺類《めんるい》は、紀文が「糖質0g麺」を出していますので、それを使えばラーメンでも食べられます。糖質ゼロのチョコレートもあります。砂糖を使っていないのですが、味は普通のチョコレートと同じような味です。

こうして糖質制限食を実行すれば、糖尿病性網膜症の悪化は防げます。しかし、すでに進んでしまった増殖性糖尿病性網膜症では、増殖膜は網膜剝離などの悪さをしますので、手術が重要になります。

眼科医こそが気付くことができる

そもそも、原因となる糖尿病自体が、糖質制限によってコントロールができるというのに、なぜ内科でそうした治療が広まらないのでしょう。糖尿病の治療では、眼科治療と同様に、色々な場面で、製薬会社の思惑に合わせて、製薬会社が薬を売るのに都合の良いように、学会が病気や治療の基準を変えてしまいます。

糖尿病学会のボス医師である某教授が、お米団体から寄付金を数千万円ももらい、「糖尿病の人はコメを食べるべき」だと言ったり、砂糖業界からもお金をもらって「砂糖は糖尿病を悪化などさせない」などの意見を出していたようです。もちろん、コメも砂糖も糖質ばかりですから、食べれば極端に血糖が上がります。そして血糖を下げる薬を使い、インシュリンを出させるのです。

くり返しますが、一番良くないのは、血糖をインシュリンで急に下げ、血糖の強い上下変動をきたしたり、また低血糖を発症させることです。血糖を安定させるには、インシュリンなどの薬はじつは危険なのです。

血糖はブドウ糖であり、ブドウ糖を作る材料は糖質です。つまり、糖質を多く含む食品をとらないことが、もっとも良い解決策です。糖質が少なければ血糖の変動はあまり起こらず、糖尿病も実質的には治ります。

２０１３年からアメリカの学会でも、この「糖質制限の食事法」を推奨し始めました。血糖を安定化する方法が、眼科での糖尿病性網膜症の悪化を防ぐ方法です。

網膜はつねに、血管を直接観察できます。ですから我々眼科外科医は、血管から、糖尿病の状況をじかに見ているのです。糖質摂取とインシュリン治療をすることで、網膜の血管が細くなったり、血流が悪くなったりするのを、じかに観察しております。我々が開発した方法では、血球成分でさえ良く見えて、赤血球の流れが悪いな、などということを、自分の眼で見ながら確認できるのです。

こうして網膜の血管が悪化して網膜症が悪化している時は、必ず腎臓の糸球体血管や下肢の微細血管も障害を受けているはずです。これが腎不全や足の壊疽《えそ》などにつながるのです。ですから眼科外科医は、内科医以上に治療の結果による変化に敏感になれますので、糖尿病の病状変化を一番よく知っていると言えます。直接見えない腎臓の血管や下肢の血管も想像できることから、糖尿病治療の判定は、我々のような眼科外科医がおこなうのも重要なのです。

血糖が上がらなければ、下げるための薬もいりませんし、薬を使わなければ、急激な血糖降下も起きません。この糖質制限療法はまだ一般的ではありませんが、真剣に考え、取り入れていく必要があります。これは、血管を直接観察している、網膜を扱う眼科外科医だからこそ、言えることでもあるのです。

旧友の治療で、糖質制限との出会い

そもそも、私が糖質制限の考え方に出会ったのは、医学部時代の同級生が、私の病院を受診したからでした。

彼は糖尿病の専門医でした。ところが彼自身が糖尿病になり、自分自身に、従来の糖尿病の治療をおこなってきました。しかし、糖尿病のコントロールは悪く、さらに糖尿病性網膜症が進行してしまったのです。

しかし彼は数年前に、糖尿病の糖質制限による治療で有名な、京都高雄病院の江部康二先生の講演を聞く機会があり、糖質制限療法を始めました。全身のコントロールは改善し、インシュリンも中止できました。

ですが網膜症は、すでに重症の増殖性糖尿病性網膜症となっており、網膜剝離も合併していて視力をほぼ失ったのです。この重症の糖尿病性網膜症での網膜剝離は難しい症例で、遅れている日本の大学病院では、もはや手術もできないとされました。

私はすでに述べましたように、インターンの時代からアメリカで修業し、さらに網膜硝子体手術はドイツで修業をしています。その後、欧米諸国の国の管轄の専門家となり、世界基準の手術をおこなっています。

卒業以来、没交渉だった彼ですが、大学の同僚や近医の眼科専門医の提案で、日本では唯一世界基準での手術治療をおこなっている当院を頼って来院してきました。

私は彼の眼を、ドイツの仲間と一緒に開発した小切開硝子体手術で治療しました。幸い網膜も復位し、すぐに視力を回復しました。彼は深く感謝し、大学病院よりもはるかに進んだ方法を、開業医の眼科病院でおこなっているのに驚いていました。

そして後日、彼が現在自分自身の施設でもおこなっている、糖質制限による糖尿病治療について解説している江部康二先生の著書を私にくれたのです。そこにはじつに興味深いことが書いてあり、まさに目からうろこの思いでした。

それから私もさらに勉強しました。血糖値の上下とインシュリン治療が網膜症を悪化させることは感じていましたので、その後は何度も大学の糖尿病専門医に、血糖の上下変動を少なくするように、低血糖を起こさせないようにとお願いしましたが、ほとんどの内科医は、インシュリンや内服薬で血糖を下げればよいんだ、としか考えていません。眼底など分からないのか、どんどん糖尿病性網膜症が悪化してしまいます。

こうなったら私自身が眼科において、江部先生が啓蒙した糖尿病患者への糖質制限の考え方や、宗田先生が提唱したケトン体エネルギーの概念を導入し、教えていかなければ、と思うようになりました。どうすれば治るかが分かっているのに、目の前で悪くなっていく患者を放っておくわけにはいかないからです。

20代・男性の糖尿病性網膜症の例

ある27歳の男性の例です。彼は両眼とも糖尿病性網膜症で、新生血管がすでにかなり張っており、増殖膜も張っていて、一部は牽引性の網膜剥離が起きていました。血糖も400㎎／dℓ台で、過去3か月の状況を示すHbA1cも12％ほどでした（基準値は6.2％未満）。本人には糖尿病の自覚はなく、当院で糖尿病だということがわかったのです。

網膜剥離が発生しているために、失明するおそれが高く、一刻も猶予がないので、内科に紹介しながら手術を計画しました。最初は患者の希望した内科の医師に、糖尿病治療を依頼しました。

2週間後、来院して眼を診ますと、硝子体出血がひどく出ており、眼底はまったくみえなくなっていました。内科的には、血糖を下げられたため経過は順調とされていたのです。前にも書きましたように、血糖を急に下げると、血管が破けて出血し、網膜の増殖性変化が急速に悪化することがあります。そのままでは確実に失明しますので、急遽《きゅうきょ》、手術を前倒しにしました。

まずは、血管新生を抑制する作用を持つ、抗ＶＥＧＦ抗体を眼内に注射します。新生血管が減ってきてから、数日後に硝子体手術をおこないます。若い患者さんだったため、水晶体を完全に残しながらの、強い硝子体出血を除去しつつの網膜硝子体手術は、たいへんに難しい手術でした。

出血を除去したあと、増殖膜を取り外し、網膜剝離も治しました。結果は大成功で、視力は光を感じる程度の光覚弁から、0.9まで回復しました。続いて他眼も手術をして、両眼とも視力は回復しました。

このままでいくかと思ったのですが、内科での糖尿病治療を続けていたところ、２か月後にふたたび硝子体出血が起きて、視力が急激に落ちました。この原因は間違いなく、血糖の急激な変化であると確信しました。

糖尿病の患者さんは、インシュリン作用不足により血糖を下げる作用が不足しているため、糖質を摂取すると急激に血糖値が上がります。目安としては、体重64キロの２型糖尿病の方が、１グラムの糖質をとると、血糖値を約３㎎上昇させるのです。

たとえば、ごはん1杯150グラムを食べると、糖質を55グラム摂取することになります。つまり、2型糖尿病の患者さんの場合には、55×3＝165㎎ほどの血糖値上昇があるのです。もともと空腹時に100㎎の血糖値であるとすると、ごはん1杯の食事後に100＋165＝265㎎という高血糖値を示すのです。通常は血糖が180㎎を超えると血管障害をきたしますので、破けて出血しやすくなります。1型糖尿病の場合にはもっと強くて、1グラムの糖質摂取で血糖が5㎎上昇するといわれます。

糖質制限で血糖値の乱高下をなくす

ここで、「糖質制限」の登場です。

さきほどの27歳の患者はやや太っており、お米が大好きでした。私は彼に、「血糖を上げるのは『糖質』だけであり、糖質をとらなければ、血糖が急激に上がることはなく、したがってインシュリンや膵臓刺激の内服薬などの薬も止められる可能性がある」ことを伝えました。

彼には、主食に相当する、米、パン、麺類などを基本的に止めてもらいました。さらに、筋肉を刺激するための運動を勧めました。糖質制限だけだと筋力が低下するからです。運動といっても、スクワットをくり返したり、歩くことを増やすことぐらいです。その結果、糖尿病の薬をやめても血糖値の変動が少なくなり、高血糖も改善されたのです。

そして再度、眼の手術をおこなうことで、再び視力は回復してきました。血糖はわずかに高めですが、血糖の変動はほとんどなく、急激に悪化していった糖尿病性網膜症が、安定し始めました。

糖質制限の歴史は古い

さて、この「糖質制限」自体は、アメリカの医師バーンスタインが始めた、かなり古い方法です。バーンスタイン氏は１９３４年生まれで、自身が12歳のときに、１型糖尿病を発症しました。

当時の医学常識に従い、低脂肪・高炭水化物食による食事療法と、インシュリン注射が中心の治療を続けていたのですが、血糖コントロール状態は全く改善しませんでした。20歳過ぎには、腎結石や肩関節の拘縮《こうしゅく》や、感覚鈍麻《どんま》を伴う進行性の足の変形、そして高タンパク尿症など、さまざまな合併症も出現しました。

１９６９年に、たまたま目にした検査機器メーカーの広報誌により、開発されたばかりの血糖自己測定器を知ります。当時医師ではなかった同氏は、医師であった妻にその機器を購入してもらいました。血糖自己測定を繰り返し、血糖値と食事内容やインシュリン注射量との関連について検討を重ねました。この観察の結果、血糖コントロール状態を悪化させている元凶が低脂肪・高糖質食であることに気付きました。そして、最も効果的で安全に血糖コントロールが得られる方法として考え出したのが、独自の糖質制限食でした。１９７９年にはバーンスタイン氏は意を決し、アルバート・アインシュタイン医科大学に入学しました。卒業後は医師の立場から専門的に患者を治療し、自らの「糖質制限」の啓蒙をしています。

バーンスタイン（Bernstein）先生は、自著『Diabetes Solution（糖尿病の解決）』原著の中で、「私は、成人への食事として、どの程度の炭水化物（糖質＋繊維質）がとれるのかを、よく聞かれます。それに対しては、朝食として吸収が遅い炭水化物を6g以下にして、昼食には12g以下の炭水化物で、夕食には12g以下の炭水化物に制限するように指導しています。これ以下の炭水化物摂取は、小さな子どもの量になります。皆さんが信じているような、成長に必要な必須炭水化物などというものはありません。一方では、必須アミノ酸（もしくは必須タンパク質）や必須脂肪酸はたしかにあります。ただし、全ての炭水化物を避けるようにとも言ってはいません。（中略）血糖値が食前と食後に変化しないのが理想的なのです」と、炭水化物、つまり糖質について述べています。さらに、「従来言われてきた、タンパク質の方が糖質よりはるかに有害だと、洗脳されてきたことは間違っています。タンパク質をいくらとっても腎疾患にはなりません。また、脂肪を食べると肥満になるというのも間違っています。つまり、従来言われていた、糖尿病治療や体重を減らしコレステロールを下げようとして、炭水化物を大いに食べ、肉の摂取を減らし、できるだけ脂肪をとらない、という定説は全くの嘘なのです」と述べています。

さらに「我々人類の歴史の中では、農耕社会はごく最近のことで、1万年前にすぎません。穀物がつねに入手できるようになったのは1万年ほど前からです。その前は、祖先は狩猟生活をしており、その場で手に入る肉、魚、野鳥、爬虫類、昆虫などを食べていました。これらは1年中入手可能で、主な栄養成分はタンパク質や脂質でした。温暖な気候の場所では果物や木の実も手に入ったでしょうが、つねに手に入ったわけではありません。温暖な時期に脂肪を蓄えても、冬の間に消費されていたのです。人類の食生活はまれにご馳走にありつけるか、飢餓の歴史でした」と栄養の歴史を解説しています。

そして、「皮肉なことに、現代では糖尿病や肥満をもたらす遺伝素因は、先史時代には『効率よく脂肪を蓄える素質』であり、『生き残りしやすい素因』でした。しかし、農耕が始まり、いつでも炭水化物が入手できるようになると、先史時代は有利であった素因が、潤沢な炭水化物の糖質によって、肥満や糖尿病を引き起こしているのです。肥満の体脂肪の原因は、食物中の脂質ではなく炭水化物の糖質です。糖質が血糖へと変換され、エネルギーやグリコーゲンとならなかった余剰血糖は、インシュリンにより脂肪細胞の脂肪として蓄えられます。これが肥満の原因となるのです」と、歴史を遡った考察により言及しています。

つまり糖尿病や肥満への治療としては、タンパク質や脂質は充分に摂取してよく、ただ糖質（炭水化物から繊維質を除いたもの）摂取を制限すればよいのだと結論づけているのです。

しかし、バーンスタイン先生の「糖質制限食」は、医学的な証拠であるエビデンスがないということで、長い間民間療法的な扱いでありました。が、糖尿病治療に劇的に効くことから、ついに２０１３年10月には米国糖尿病学会が「糖質制限食」を正式に認めています。日本でも、以前から江部康二先生が糖質制限食の啓蒙に努めて、臨床に応用されつつあります。

また糖質がなくても脂肪の代謝産物であるケトン体をエネルギーとして使えることを研究されたのが宗田哲男先生です。宗田先生は、妊婦が糖尿病ゆえにお産をあきらめていたのを、糖質制限、さらにケトン体に着目して、糖尿病妊婦でも安全にお産ができるようにした方です。

糖質制限で悪化を防ぎ、進行したものは手術で治す

こうして、糖尿病患者の3大合併症のうちの一つ、「糖尿病性網膜症」への治療も、いまや我々は「糖質制限」を応用しています。糖質制限で血糖の変動を少なくして安定させて、同時に我々が開発した小切開での硝子体手術にて増殖膜を除去し、網膜剥離を治して、安全確実に視力回復を図っています。糖尿病治療への糖質制限食の導入で、網膜症を悪化させる血糖の上下変動や低血糖を防ぐ方法を簡便化しました。主食である米とパンと麺類を食べずに、他の肉卵野菜などはとくにカロリー制限もなく食べてよいとしました。

糖質制限食で、糖尿病性網膜症の悪化は防げます。しかし、すでに進んでしまった増殖性糖尿病性網膜症では、増殖膜は網膜剥離などの悪さをしますので、手術が重要になります。

日本において、糖尿病を原因とする網膜症で毎年3000人以上の方々が失明していますが、ほとんどすべての方が、正しい治療をすれば、失明しなくて済むようになるはずです。糖質制限での全身管理と、最先端の小切開硝子体手術により、視力を回復できるはずなのです。

また、そもそも、日ごろから糖質を摂取しすぎないように気をつけて、なるべく糖質制限気味の食生活をしていれば、糖尿病性網膜症の原因となる糖尿病そのものになることを、予防できることは確実です。

おわりに

毎日の診察で、日本中から助けを求めて患者さんがおおぜい来院します。彼らは異口同音に、「早く本当の情報を知りたかった」と嘆くのです。

そういわれて町の本屋さんの健康本のコーナーを見ると、眼科医の本自体がほとんどないことに気付きます。あるのは、眼科外科から見れば全くの間違った情報ですが、とっつきやすくお手軽な治療のようなことを書いたお手軽本です。「〇分で眼が治る」とか、「眼の運動で老眼が治る」「100円メガネで眼が良くなる」「ツボを押すと眼の病気が治る」などの類《たぐい》です。

すべて中を読みましたが、根本的に間違った情報というだけでなく、かえって眼を悪くすることが多く書かれており、このような本が平然と売られていることに本当に驚きました。

いまいちど、読者のみなさんはよく考えてください。この世の中に、お手軽な内容のものなんて、ロクなものがありません。一見とっつきやすくても、内容がまるでなく、かえって眼を台無しにするような本を、いくらかでもお金を出して買うことは、もったいなくないですか？　一見難しそうでも、そこに真実があるのであれば、理解できるまで何度も読んでみることです。必ずやそこには救いがあります。真実だけが持つ救いがあります。

今回、一般書を書くにあたって気を付けたのは、何とかして一般の方々に正しい情報を伝えるために、分かりやすく書こうと思ったことです。さらに、編集については光文社編集部の草薙麻友子さんにご尽力いただきました。しかしながら、真実はけっこう込み入った内容があります。分かりやすく書いたつもりですが、それでも理解しにくい部分もあるでしょう。分からなければ後でまた読んでください。分かることを積み重ねてください。

今や人間の寿命は、90歳近くになろうとしています。しかし、むき出しの臓器である眼は、外傷などの外からの力に極端に弱いのです。10歳ごろから増えるスポーツ外傷などによる網膜剥離、アトピーや花粉症で眼をかくことで起こる白内障や網膜剥離、強度近視や強い遠視で若くても起こる緑内障、50歳以上ならすべての人に起こる老眼による問題、65歳以上の高齢者では必ず起こる白内障や緑内障や網膜剥離や加齢黄斑変性などなど、すべての年齢の方々が知るべき真実の眼の情報と、その治療のための眼科手術の最新情報を網羅《もうら》しました。

これらの知識を持って眼科にかかれば、良い眼科医か悪い眼科医かの見分けがつくでしょう。ご自分だけでなく、親や子どもの突然の眼の病気の時に、頼りになるのは真の眼科治療の知識です。

いったん間違った治療、とくに手術を受けると、後で取り返しがつきません。ぜひとも最初から最善の治療法を受けるためにも、この本が治療選択の一助になることを祈念しております。

すべての方々が、生涯良い視力を保てるために、この本がお役に立てると信じております。

２０１６年11月

深作 秀春

手術の料金表（深作眼科の例）

保険診療

1点=10円　　IOL=眼内レンズ

白内障（水晶体再建術）	IOL挿入	12,100点
	IOL縫着	17,440点
	IOL挿入なし	7,430点
白内障　※1 硝子体茎離断術（その他）		35,770点
白内障　※1 硝子体茎離断術（網膜付着組織を含むもの）		45,000点
白内障　※1 増殖性硝子体網膜症		60,910点
硝子体茎離断術 （その他）… 硝子体出血への手術など		29,720点
硝子体茎離断術 （網膜付着組織を含むもの）… 軽～中等度の網膜剝離への手術、黄斑上膜剝離など		38,950点
増殖性硝子体網膜症… 重症の網膜剝離への手術		54,860点
挙筋前転術… CO_2レーザーでの挙筋前転手術		7,200点
翼状片		3,650点
角膜移植		54,800点
角膜移植　※2 硝子体茎離断術（その他）		69,660点
緑内障治療用 インプラント挿入術（プレートのないもの）		34,480点
トラベクレクトミー（緑）		23,600点
トラベクロトミー		19,020点
半導体レーザー（緑）		4,670点
内反症 縫合法		1,660点
内反症 皮膚切開法		2,160点
斜視手術 後転法		4,200点
斜視手術 前転法		4,280点
角膜強膜縫合術		2,980点
顕微鏡下角膜抜糸術		950点

※1　網膜と白内障の同時手術
※2　角膜移植と硝子体の同時手術

網膜光凝固術	（特殊）	15,960点
	（通常）	10,020点
後発白内障切開術		1,380点
虹彩光凝固術		6,620点
隅角光凝固術		8,970点

自費診療

多焦点眼内レンズ〔乱視矯正なし〕（片眼）非課税	700,000円
多焦点眼内レンズ〔乱視矯正なし〕（両眼）非課税	1,400,000円
多焦点眼内レンズ〔乱視矯正あり〕（片眼）非課税	900,000円
多焦点眼内レンズ〔乱視矯正あり〕（両眼）非課税	1,800,000円
PHAKIC（片眼）ICLやアルチザンIOL	500,000円
PHAKIC（両眼）	1,000,000円
LASIK（片眼）	220,000円
LASIK（両眼）	380,000円

基本は保険診療内での手術です。表にある「点」とは、保険診療の点数のことで、1点を10円として計算します。つまり、白内障手術で単焦点レンズ移植では12,100点ですので、1割負担なら12,100円の負担です。3割負担なら36,300円です。

多焦点レンズ移植術は、自由診療となりますので、白内障手術も含めて70～90万円です。しかし先進医療ですので、生命保険で先進医療特約に入っていれば、手術の領収書にて生命保険会社から後で全額払い戻しを受けられます。つまり、無料で手術が出来ますので、先進医療特約に入っている方は、ぜひ多焦点レンズ移植術を受けていただければ、眼鏡無しの生活が得られます。

日本は医療費がとても安いのです。重症の糖尿病性網膜症を原因とする網膜剝離の患者が、日本中から深作眼科に来院します。近代の網膜剝離手術では、使い捨ての消耗品を約40万円分使います。それほどの経費をかけているのに、手術代金は54,860点でしかありません。患者の側からすれば、3割負担ですと、164,580円で済むのです。しかも、高額医療費補助がありますので、後での返金が受けられ、実質は8万円ほどで済んでしまうのです。こんなに患者にとって有利な保険制度があるでしょうか。しかも医療機関を選べるのです。安い医療費で「虚名ではなく、本当の意味での最高の医療機関」を選ぶのが、患者にとって最も重要なことなのです。

深作秀春（ふかさくひではる）
1953年神奈川県生まれ。運輸省航空大学校を経て、国立滋賀医科大学卒業。横浜市立大学附属病院、昭和大学藤が丘病院などを経て、'88年深作眼科開院。眼科専門医。米・独などで研鑽を積み、世界的に著名な眼科外科医に。白内障や緑内障などの近代的手術法を開発。米国白内障屈折矯正手術学会（ASCRS）にて常任理事、眼科殿堂選考委員、学術賞審査委員、学会誌編集委員などを歴任。世界最高の眼科外科医を賞するクリチンガー・アワード受賞。ASCRS最高賞を20回受賞。深作眼科は日本最大級の眼科として知られ、約25万件の手術を経験。画家でもあり個展を多数開催。多摩美術大学大学院修了。日本美術家連盟会員。『緑内障の真実』『白内障の罠』（以上、光文社新書）、『眼脳芸術論』（生活の友社）など著書多数。

視力《しりょく》を失《うしな》わない生《い》き方《かた》　日本《にほん》の眼科《がんか》医療《いりょう》は間違《まちが》いだらけ

2016年12月20日初版1刷発行
2024年10月30日　　9刷発行

著　者 ―― 深作秀春
発行者 ―― 三宅貴久
装　幀 ―― アラン・チャン
印刷所 ―― 近代美術
製本所 ―― ナショナル製本
発行所 ―― 株式会社光文社
東京都文京区音羽1-16-6（〒112-8011）
https://www.kobunsha.com/
電　話 ―― 編集部03(5395)8289　書籍販売部03(5395)8116
制作部03(5395)8125
メール ―― sinsyo@kobunsha.com

 ISBN 978-4-334-03959-2

855

悩み・不安・怒りを小さくするレッスン
「認知行動療法」入門

中島美鈴

うつ病の治療などで実績を上げ、近年、注目を集める認知行動療法。「リスクが低く、目に見える成果が出やすい」と言われる心理療法のポイントを臨床心理士が分かりやすく解説。

978-4-334-03958-5

856

視力を失わない生き方
日本の眼科医療は間違いだらけ

深作秀春

世界のトップ眼科外科医、眼科界のゴッドハンドが語る日本の眼科の真実。眼の治療をめぐる日本の非常識、時代遅れを斬る！　生涯「よく見る」ための最善の治療法、生活術とは。

978-4-334-03959-2

857

売れるキャラクター戦略
〝即死〟〝ゾンビ化〟させない

いとうとしこ

愛されて長生きする、キャラクター成功法則とは？　「コアラのマーチ」のCMなど人気広告の制作、運営に関わってきた第一人者による、失敗しないキャラクター戦略！

978-4-334-03960-8

858

SMAPと平成ニッポン
不安の時代のエンターテインメント

太田省一

「アイドル」を革新しながら活動を続ける国民的グループ・SMAP。「平成」という社会に受け入れられたその意味と背景とは？　今、一番読むべきエンターテインメント論！

978-4-334-03961-5

859

イ・ボミはなぜ強い？
知られざる女王たちの素顔

慎武宏

日本女子ゴルフ界を席巻し、二〇一六年度賞金女王を最後まで争ったイ・ボミ、申ジエら韓国人ゴルファーたち。彼女たちの実像とその人気の秘密を、日韓横断取材で解き明かす。

978-4-334-03962-2